Gut einschlafen – besser durchschlafen & tagsüber topfit

Ein natürlicher Ansatz zur Behandlung von Schlaflosigkeit

Dr. Craig J. Hudson & Susan P. Hudson

Alle Informationen in diesem Buch wurden nach bestem Wissen erstellt. Die Angaben erfolgen ohne Verpflichtung oder Garantie der Autoren und des Herausgebers. Sie übernehmen keine Verantwortung und Haftung für etwa vorhandene Unklarheiten und inhaltliche Unrichtigkeiten. Die Forschung ist auf diesem Gebiet noch im Fluss.

Die gegebenen Hinweise und Empfehlungen zur Selbsthilfe können bei schweren Erkrankungen den Arzt oder Heilpraktiker nicht ersetzen. Es empfiehlt sich deshalb immer, eine zusätzliche medizinische Diagnose vom Behandler einzuholen und sich von diesem therapeutisch begleiten zu lassen.

Die Autoren bedanken sich bei Dr. Charles Morin für das großzügige Teilen seines Wissens und seiner Expertise im Bereich der Schlafpsychologie.

Erste deutsche Auflage 2019
Verlag Via Nova
Alte Landstr. 12, 36100 Petersberg
Telefon: (06 61) 6 29 73, Fax: (06 61) 96 79 560
E-Mail: info@verlag-vianova.de
Internet: www.verlag-vianova.de

Satz: WerbeDesign Baumann, 88364 Wolfegg

Druck und Verarbeitung: Appel & Klinger, 96277 Schneckenlohe

ISBN 978-3-86616-467-3

Bildnachweise: 123rf.com; stockadobe.com; panthermedia.de

Inhalt

Vorwort 5

Einführung 7

Kapitel 1 Gehirnchemie und Schlaf 11

          Lebensstil und Schlaflosigkeit 17

Kapitel 2 Gefahren der Schlafmittel 23

Kapitel 3 Bedeutung von Tryptophan 33

          Die besten Tipps gegen Schlafstörungen 43

Kapitel 4 Natürliche und alternative Schlafheilmittel . . . 45

          Erfahrungen mit Zenbev 57

Kapitel 5 Diät und Schlaf 61

Kapitel 6 Verhaltensmuster und Schlaf 71

Kapitel 7 Erkennen Sie Ihr spezielles Schlafproblem 79

Kapitel 8 Guter Schlaf in 4 Wochen 101

Ausblick 110

Literaturverzeichnis 111

Über die Autoren 113

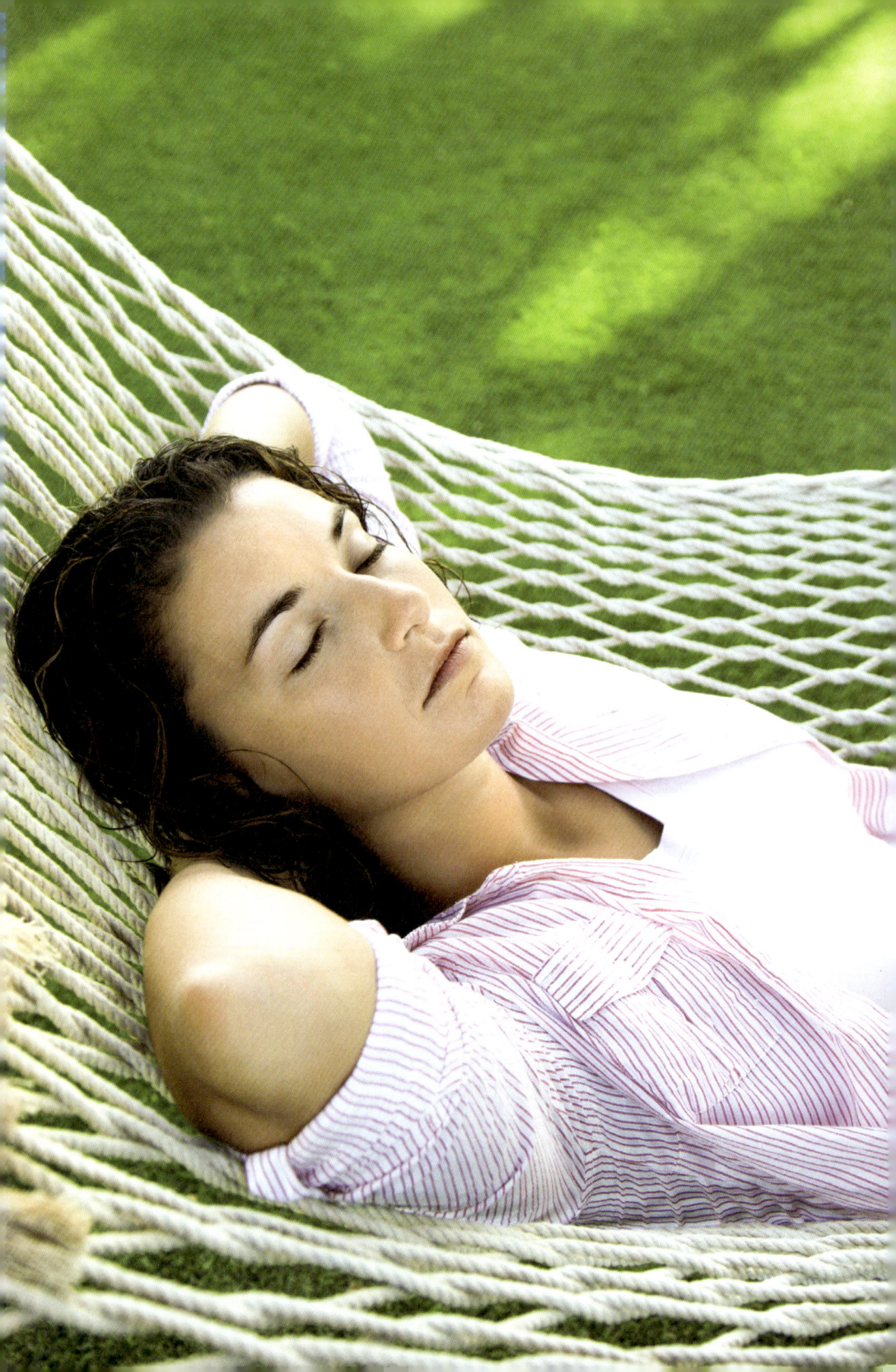

Vorwort

In der modernen Gesellschaft wird immer mehr Leistung von uns gefordert, sowohl zu Hause als auch bei der Arbeit. Mit der Folge: Wir haben im Alltag kaum Zeit zu pausieren und zu reflektieren. Wann haben Sie das letzte Mal 30 Minuten Zeit zum Entspannen gehabt bevor Sie ins Bett gegangen sind? Die Einstellung nach dem Motto „Es gibt nicht genug Stunden am Tag" ist heutzutage üblich. Mit der Folge, dass wir die einfachen Freuden des Lebens nicht mehr genießen können, wie zum Beispiel eine gute Nachtruhe.

Anstatt Zeit für sich zu nehmen und mal die Seele baumeln zu lassen, kaufen wir Dinge, von denen wir glauben, dass sie uns glücklich und zufrieden machen. Oder noch extremer: Wir kaufen manchmal Dinge, die wir nicht brauchen, von Geld, das wir nicht haben, um Menschen zu beeindrucken, die wir nicht mögen.

Die Konsumwelt und Werbung wollen uns glauben machen, dass der besondere Urlaub oder das teure Auto die Freude in unser Leben zurückbringt. Natürlich sind diejenigen, die meinen ihr Glück kaufen zu müssen, in der Regel enttäuscht und geraten somit in das „Hamsterrad", während sie versuchen noch den letzten großen Einkauf zu bezahlen. Denn dieses hektische Lebenstempo und die immerwährende Unzufriedenheit schränken auf Dauer unsere Kreativität und unser Gespür für Selbstkontrolle ein. Stress und Konsumzwang machen es uns unmöglich, die einfachen, aber grundlegenden Vergnügungen zu genießen.

Dieses Buch soll Ihnen, lieber Leser, eine Hilfe sein, das Gleichgewicht in Ihrem Alltag wiederherzustellen. Ironischerweise sind es ausgerechnet jene Bereiche in unserem Leben, die längst aus dem Fokus geraten sind, für die wir uns die Zeit nehmen müssen, um sie zu pflegen. Dieses Buch beschreibt eine Methode zur Wiederherstellung der natürlichen Schlafbiologie durch einfache, aber sinnvolle Änderungen in Ihrer Ernährung und Umgebung. Hinzu kommen Vorschläge, um bestimmte Verhaltensweisen ihrer *Bett-Geh-Routine* zu ändern, damit Sie wieder gut schlafen und morgens erholt aufwachen.

Der Stress, der unser Leben, unseren Alltag prägt, führt zu vielerlei Problemen. Wir haben beide durch die jahrelange Behandlung von Patienten die Erfahrung gemacht, dass Stress einen Dominoeffekt hat. Er betrifft anfangs bestimmte Situationen und nur einen gewissen Teil des Lebens, wird sich aber mit der Zeit auf andere Bereiche ausweiten. Es liegt nahe, dass übermäßiger Stress nicht nur tagsüber nachteilig ist, sondern auch nachts den Schlaf beeinträchtigen kann.

Das vorliegende Buch kann Ihnen helfen, Ihre Schlafqualität zu verbessern. Sie finden darin Tipps, wie eine Optimierung Ihrer Ernährung einen großen Einfluss auf die Nachtruhe hat. Natürlich muss ich als Arzt auch auf die Gefahren und Nebenwirkungen von Schlafmedikamenten hinweisen.

Sie finden in diesem Buch auch Tipps über Heilpflanzen und andere Naturheilmittel, die den Schlaf verbessern.

Schwerpunkt des Buches ist ein gezieltes Schlafprogramm, das hunderte von Patienten mit Erfolg durchgeführt haben. Nicht immer liegt das gleiche Problem zugrunde. Der Eine schläft schlecht ein, ein Anderer wacht mehrfach in der Nacht auf, wieder Andere wachen zwischen drei und vier Uhr auf und können nicht mehr einschlafen. Hier sind individuelle Maßnahmen von Vorteil, die im Buch beschrieben werden.

Viel Erfolg auf Ihrer Reise zu Glück & Gesundheit
Craig & Susan Hudson

Einführung

Insomnie (Schlaflosigkeit) ist die am weitesten verbreitete „Volkskrankheit", auf die ich in meinen fast 20 Berufsjahren als praktizierender Arzt gestoßen bin und die ich behandelt habe.

Menschen mit Schlaflosigkeit leiden, während alle anderen selig schlafen. Tagsüber versuchen sie so gut wie möglich zu funktionieren, stoßen aber bei ihren Mitmenschen auf Unverständnis für ihre Situation. Viele dieser Leute haben vergeblich zahlreiche Dinge ausprobiert. Am Ende geben sie resigniert auf und finden sich mit wachen, frustrierten Nächten und müden, gereizten Tagen ab. Obwohl sich diese Menschen oft so fühlen, als ob sie alleine leiden, wird diese Belastung von vielen geteilt.

Die Auswirkungen der Schlafprobleme ist tatsächlich sehr unterschiedlich. Die National Sleep Foundation (NSF), ist eine unabhängige gemeinnützige Organisation, die das öffentliche Verständnis für Schlafprobleme fördert hat umfangreiche Statistiken dazu erstellt. Sie konnte feststellen, dass ein Drittel der US-amerikanischen Bevölkerung weniger als sieben Stunden pro Nacht schläft. Die Zahlen in Europa sind ähnlich. Darüber hinaus berichten fast 70 Prozent von häufigen Schlafproblemen, von denen die meisten allerdings nicht diagnostiziert sind. 15 Prozent der Bevölkerung der Vereinigten Staaten leiden sogar unter chronischer oder schwerer Schlaflosigkeit - mit enormen Folgen. Laut Wikipedia sind in der westlichen Welt 20 bis 30 Prozent der Bevölkerung von chronischen Schlafstörungen betroffen.

Die Forschung versucht die Zusammenhänge zwischen unzureichendem Schlaf und gesundheitlichen Problemen, einschließlich Fettleibigkeit, Diabetes und Herzerkrankungen, aufzuzeigen. Schlafprobleme betreffen dabei nicht nur die geistige und körperliche Gesundheit der betroffenen Personen, sondern beeinflussen auch ihre Familien, ihre Arbeit und ihr soziales Umfeld. Die NSF schätzt, dass diese Schlafschwierigkeiten allein in den USA rund 100 Milliarden Dollar an Produktivitätsverlust kosten: Durch

Krankmeldungen und andere Folgen wie zum Beispiel Sachschäden. Dies ist ein soziales Problem, das die Wirtschaft erheblich belastet, aber auch die Sicherheit von Jedem gefährdet. In einer aktuellen Umfrage, berichteten 51 Prozent der Befragten, dass sie übermüdet Auto gefahren sind. Durch Sekundenschlaf am Steuer wurden 100.000 Autounfälle verursacht.

In den vergangenen 25 Jahren gab es sowohl klinisch als auch pharmakologisch nur wenige Neuentwicklungen, die sich mit diesen ernsten Problemen befassen. Die Auswahlmöglichkeiten sind minimal und die Nebenwirkungen ein Minenfeld, das viele mit dem Gefühl zurücklässt, es gebe keine Lösung für ihre Schlaflosigkeit. Vor einigen Jahren kam ich dann an den Punkt, dass die medikamentöse Therapie gegen Schlafprobleme bei vielen meiner Patienten nicht der Weisheit letzter Schluss sein kann. Ich überlegte mir, ob die Ursache für ein Teil der Schlafprobleme vielleicht eine Kombination von erhöhtem Stress und modernem Ernährungsdefizit sein könnte. Zur gleichen Zeit hatte ich bei einigen zu behandelnden Patienten mäßigen Erfolg mit synthetischem Tryptophan. Das Problem war, dass es nur bei denjenigen funktionierte, die gewillt waren, eine Reihe von zusätzlichen Anweisungen zu befolgen - etwa welche Lebensmittel verzehrt und welche vermieden werden sollten.

Diejenigen, die in der Lage waren, ihr Verhalten diesbezüglich zu verändern, spürten eine deutliche Verbesserung. Diejenigen, die das nicht konnten, verkündeten, dass es „nicht funktioniert".

Es war also kompliziert, aber auch zugleich einfach. Da ich meinen Patienten wenig anzubieten hatte, begann ich, an einer Lösung zu arbeiten, welche meine Erfahrung aus der klinischen Praxis mit meinem Wissen aus der Forschung verband. Ich entwickelte ein Lebensmittelpulver, das natürliches Tryptophan (eine lebensnotwendige Aminosäure) mit Glukose kombiniert.

Eine aktuelle Studie bestätigt, dass diese spezielle Kombination so gut wie ein klassisches Medikament bei der Behandlung von Schlafstörungen funktioniert. Die Inhaltsstoffe in diesem Nahrungsergänzungsmittel stellen eine natürliche Quelle von Tryptophan in einer äußerst effizienten Weise zu Verfügung, die der Körper sofort erkennt.

Dieser Ansatz, der als gezielte Version einer Ernährungsänderung verstanden werden kann, ist eine natürliche Möglichkeit, Schlaflosigkeit und Angstzustände zu behandeln. Wie bei den meisten Sachverhalten sollten Schlafprobleme ganzheitlich betrachtet werden, also im Kontext der ganzen Person mit ihren Herausforderungen im modernen Alltag. Ich habe folglich ein Programm entwickelt, das bei der Identifizierung und Behandlung von Faktoren, die den Schlaf beeinflussen, hilft. Sie müssen nicht alle Lebensstilanpassungen in der ersten Nacht umsetzen.

Das Programm am Ende dieses Buches, ist so konzipiert, dass Sie die Vorschläge schrittweise umsetzen können. Schlafprobleme dauern eine sehr lange Zeit, um sich zu entwickeln und werden durch negative Verhaltensmuster verstärkt. In ähnlicher Weise erfordert die Behandlung von Schlafproblemen Zeit und Engagement. Das geht los mit dem Essen der richtigen Lebensmittel sowie der Vermeidung der falschen Lebensmittel und reicht bis zur Änderung der Umgebung oder dem Ersetzen von negativen Verhaltensmustern durch positive Verhaltensänderungen.

Das Ziel dieses Programms ist es, Sie konkret zu unterstützen, damit Sie Ihr Schlafproblem innerhalb eines Rahmenprogramms lösen können. Der erste Schritt dabei ist, Ihre besonderen Behandlungsbedürfnisse zu identifizieren und Ihren Schlaf zu messen. Der Ratgeber bietet praktische Vorschläge und Übungen zur Behandlung verschiedener Formen der Schlaflosigkeit.

Formen der Schlaflosigkeit

Manche Menschen haben Schwierigkeiten beim Einschlafen, während andere Probleme beim Durchschlafen haben und wieder andere zu früh aufwachen. Manche Menschen erleben sogar Kombinationen oder Aspekte aller drei Formen der Schlaflosigkeit. Wie Sie sehen werden, sind die Vorschläge und Übungen auf Ihre spezielle Schlafstörung zugeschnitten: Einschlafschwierigkeiten, Schlafunterbrechung und sehr frühes Erwachen am Morgen.

Es gibt ausgezeichnete Selbsthilfebücher, die sich mit Schlaflosigkeit befassen, innerhalb von ein paar Nächten gelesen werden können und mit informativen, vollständigen Anleitungen daherkommen.

Dieser Ratgeber ist dagegen einzigartig. Er soll nach Möglichkeit in einer Sitzung gelesen werden und bereits in derselben Nacht helfen, die Schlaflosigkeit zu behandeln.

Sie können direkt zu dem Abschnitt gehen, der Ihr besonderes Problem anspricht, obwohl Sie mehr davon profitieren, wenn Sie das komplette Buch lesen - sofern es Ihnen die Zeit erlaubt.

Der Erfolg dieses Programms beruht auf den zwei Säulen, die dem Gehirn helfen, einerseits seine eigenen natürlichen Schlafprozesse wieder auszulösen und andererseits das verfestigte, negative Verhalten zu ändern.

Diese beiden Dinge werden hier allgemein erklärt und dann individuell zugeschnitten auf verschiedene Arten von Schlaflosigkeit. Das Buch enthält auch im hinteren Teil Tabellen, damit Sie sofort mit der Dokumentation Ihres Fortschritts beginnen können.

Bitte nehmen Sie sich die Zeit, dieses Arbeitsbuch in Ruhe zu lesen und befolgen Sie die Vorschläge. Übernehmen Sie zugleich die Verantwortung für Ihre Schlafprobleme. Es liegt allein in Ihrer Hand diese zu lösen. Nehmen Sie sich persönliche Ziele vor und bleiben Sie dabei. Sie werden mit Ergebnissen belohnt, die Ihrem Engagement, die Schlafprobleme zu lösen, entsprechen werden.

Gehirnchemie und Schlaf

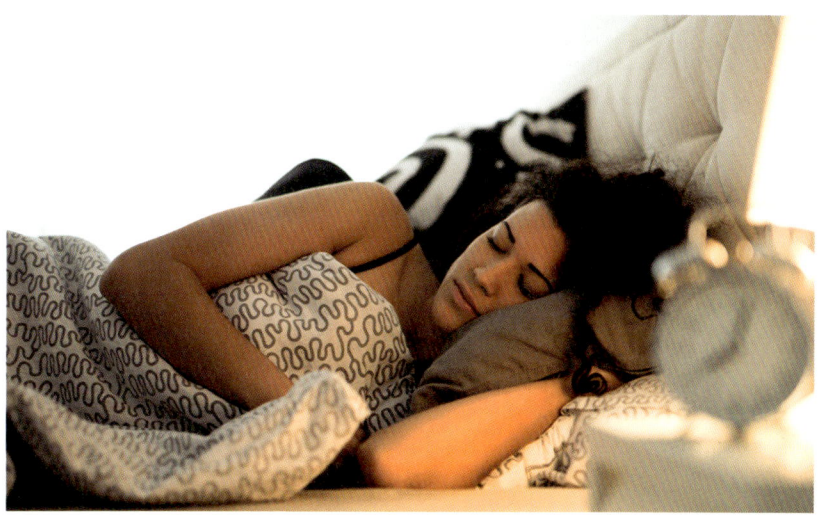

Für diejenigen, die an Schlaflosigkeit leiden, ist es oft schwierig zu verstehen, was falsch gelaufen ist. Sie kennen Phasen in Ihrem Leben, in denen der Schlaf erholsam und mühelos war. Sie hatten das damals als selbstverständlich hingenommen. Im Zusammenhang mit Schlaflosigkeit scheint es jedoch so zu sein, dass sich etwas in Ihrem Gehirn geändert hat. In der Tat ist in den meisten Fällen mit Ihrer Gehirnfunktion nichts verkehrt. Es ist immer noch in der Lage einen gesunden, erholsamen Schlaf zu ermöglichen, wenn die richtigen Nährstoffe aufgenommen werden. Die unmittelbare Umgebung sollte so konzipiert sein, dass unser Körper in der Nacht das Schlafhormon Melatonin bilden kann.

Wenn unser Körper schläft, laufen viele komplexe Prozesse ab. Wissenschaftler wissen inzwischen, wie das Gehirn funktioniert und wie wichtig guter Schlaf ist. Die Bedeutung des Schlafes geht nämlich weit über Ruhe und Entspannung hinaus. Unsere Erhaltung der Gesundheit hängt davon ab. Das Gehirn schläft nie wirklich, und viel Aktivität geht in die Regeneration des Körpers.

Schlafphasen

Beobachtungen, Aufzeichnungen und Ergebnisse aus den Schlaflaboren seit den 1950er-Jahren führen zu unserem aktuellen Verständnis, was im Gehirn passiert, wenn wir schlafen. Wenn wir einschlafen, durchläuft unser Gehirn fünf Schlafphasen:

- Phase 1 und 2: Der Leichtschlaf beginnt mit dem Prozess Gehirnwellen zu verlangsamen.

- Phase 3 und 4: Es folgt der Tiefschlaf. Im englischen wird er als „Slow Wave Sleep" bezeichnet. Auf Deutsch sagt man „langsamwelliger Schlaf, Tiefschlaf oder Deltaschlaf" mit einer Hirnfrequenz zwischen 0,5 und 3 Hz.

- Phase 5: Als REM-Schlaf (REM, engl. Rapid Eye Movement, dt.: schnelle Augenbewegungen) wird eine Schlafphase bezeichnet, die unter anderem durch schnelle Augenbewegungen bei geschlossenen Lidern gekennzeichnet ist. Weitere Merkmale sind ein verringerter Tonus der Skelettmuskulatur und ein bestimmtes Muster im EEG: Thetawellen mit einer Frequenz von 4 bis 8 Hz und langsame Alphawellen. Der REM-Schlaf überwiegt im letzten Drittel der Nacht.

Die Erhaltung dieses natürlichen Schlaf-Gehirnrhythmus', auch Schlafphasen genannt, ist genauso wichtig wie die gesamte Schlafzeit. Wir müssen alle fünf Phasen des Schlafes erleben, um ausgeruht aufzuwachen. Diese Phasen müssen nicht unbedingt in chronologischer Reihenfolge erlebt werden, aber sie laufen zyklisch die ganze Nacht hindurch.

In den Phasen 1 und 2 schlummert der Verstand in einem leichten Schlaf und ist schnell erregbar. Die Phasen 3 und 4 sind ein tieferes Niveau des Schlafes, in dem das Erschrecken schwieriger ist. Menschen berichten, dass sie sich desorientiert fühlen, wenn sie in diesen Phasen geweckt werden. In Phase 5 oder dem REM-Schlaf ist die Gehirnaktivität ähnlich wie im Wachzustand, aber der Körper bleibt im Zustand vollständiger Inaktivität der Muskeln mit Ausnahme von Atem- und Herzfunktion. Dies ermöglicht dem Geist, einen Traum ohne körperliche Bewegung zu erleben. Um eine gute Nachtruhe zu haben, ist es sehr wichtig Faktoren zu vermeiden, die die Schlafphasen stören.

Unser Schlafumfeld, Medikamente, die wir einnehmen, unsere Ernährung und unsere Denkmuster können direkt unsere Schlafmuster behindern. Die gute Nachricht ist jedoch, dass die Veränderung dieser Faktoren von uns kontrolliert werden kann und damit zu besserem Schlaf führen wird.

Tagesrhythmus

Schlecht für Menschen mit Schlafproblemen ist die wenig bekannte Tatsache, dass unser Gehirn tatsächlich in einem 25-Stunden-Tag arbeitet anstatt in einem 24-Stunden-Zyklus. Studien haben gezeigt, dass Menschen, die ohne Hilfe von äußeren Reizen in einen dunklen Raum gebracht werden, einen 25-stündigen Schlaf-Wach-Zyklus haben. Dies erklärt, warum es einfacher ist, über Zeitzonen in Richtung Westen zu reisen als Richtung Osten, wo unser Tag ständig verkürzt wird. Wenn wir nach Westen reisen, bekommen wir eine Chance, die verlorene Zeit wieder gut zu machen, da uns die Zeitverschiebung erlaubt, unseren Tag zu verlängern. Die reale Welt funktioniert so jedoch nicht und wir arbeiten ständig gegen die Uhr. Diejenigen, die an Schlaflosigkeit leiden, müssen zusätzlich zu allem anderen gegen die natürlichen Tendenzen ihres Gehirns arbeiten.

Gehirnchemie und Schlaf

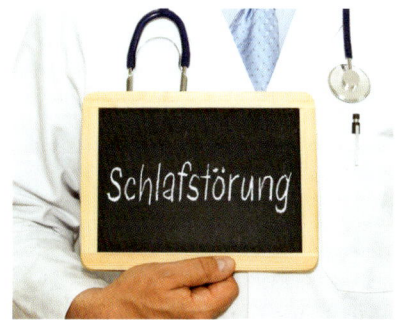

Wann ist es Zeit,
in ein Schlaflabor zu gehen?

Die meisten Fälle von Schlaflosigkeit sind mit Stress im Lebensstil verbunden und damit behandelbar mit dem in diesem Buch beschriebenen Programm. Es gibt jedoch eine Minderheit von Schlafstörungen, die einen anderen Ansatz erfordern und nur in einem Schlaflabor diagnostiziert werden können. Bevor wir weiter in die Tiefe gehen, ist es wichtig die Schlafprobleme zu bestimmen, die einen physiologischen Ursprung haben und als medizinisches Problem behandelt werden müssen. Ein Schlaflabor kann physiologisch bedingte Schlafstörungen durch Überwachung Ihrer Gehirnströme sowie Herz- und Atemwegaktivität diagnostizieren, während Sie über Nacht in deren Labor schlafen. Welche Menschen in ein Schlaflabor gehen sollten, sollte letztendlich ein Arzt entscheiden, der Erfahrung mit der Behandlung von Schlaflosigkeit hat.

Sie können anhand der folgenden Symptome selbst festzustellen, ob Sie Ihren Arzt aufsuchen sollten, um mit ihm eine Überweisung an ein Schlaflabor zu besprechen.

Restless-Legs-Syndrom (RLS), englisch für Syndrom der ruhelosen Beine

Es ist gekennzeichnet durch unangenehmes, kribbeliges Unruhegefühl in den Beinen, seltener auch in den Armen. Die Beschwerden werden abends und nachts schlimmer, nehmen in Ruhe zu und können durch Bewegung gebessert werden. Betroffene haben tagsüber meist einen verstärkten Bewegungsdrang. Im Deutschen spricht man von *unruhigen Beinen*, doch setzt sich auch umgangssprachlich zunehmend die Abkürzung RLS – manchmal aufgelöst zu *„Rastloser Schlaf "* – als Krankheitsname durch. Neben übermäßigen Beinbewegungen, können folgende Symptome typisch sein: Treten des Bettpartners, Bettwäsche ist in Unordnung am Morgen; Krämpfe oder schmerzendes Gefühl in den Waden.

Das Ausmaß an Schlafmangel durch die Störungen des Schlafs kann bei RLS-Patienten außergewöhnlich groß sein. In der Folge kommt es oft zu chronischer Müdigkeit am Tage, Antriebslosigkeit, Erschöpfung, Konzentrationsstörungen, Unruhe, Vergesslichkeit und einer Verschiebung des Tag-und-Nacht-Rhythmus. Als häufige Spätfolgen sind bei unbehandeltem Fortbestehen daher allgemeiner Leistungsabfall und soziale Isolation. Als schwerwiegendste Konsequenz kann es zu einer Depression kommen.

Die genauen Ursachen des Restless-Legs-Syndroms sind nicht geklärt. Vermutlich handelt es sich um eine Störung des Dopamin-Stoffwechsels im Nervensystem. Dopamin ist ein Botenstoff (Neurotransmitter) im Gehirn und Rückenmark, mit dem Nerven sich untereinander Nachrichten übermitteln.

Schlafapnoe

Das **Schlafapnoe-Syndrom** (SAS), kurz auch **Schlafapnoe** genannt, ist ein Beschwerdebild, das durch periodische Atemstörungen (Atemstillstände) und/oder Minderbelüftung der Lunge während des Schlafs verursacht wird. Es ist gekennzeichnet durch eine ausgeprägte Tagesmüdigkeit bis hin zum Einschlafzwang (Sekundenschlaf) sowie einer Reihe weiterer Symptome und Folgeerkrankungen.

Die Atemstillstände führen zu einer verringerten Sauerstoffversorgung. Die meisten Aufweckreaktionen führen aber nicht zum bewussten Aufwachen, sondern lediglich zu erhöhten Körperfunktionen, beispielsweise zu beschleunigtem Puls. Deswegen werden sie von den Betroffenen meist nicht wahrgenommen. Die Folge der Aufweckreaktionen ist ein nicht erholsamer Schlaf, was meistens zu der typischen, ausgeprägten Tagesmüdigkeit führt.

Die Prävalenz (Häufigkeit) des Schlafapnoe-Syndroms beträgt nach neuen Studien 9 Prozent bei Männern und 4 Prozent bei Frauen. Weitere mögliche Symptome: Schnarchen, Erwachen mit morgendlichem Kopfweh, Brustschmerzen, trockener Mund und Bluthochdruck. Zur Therapie eignen sich unter anderem spezielle Atemmasken.

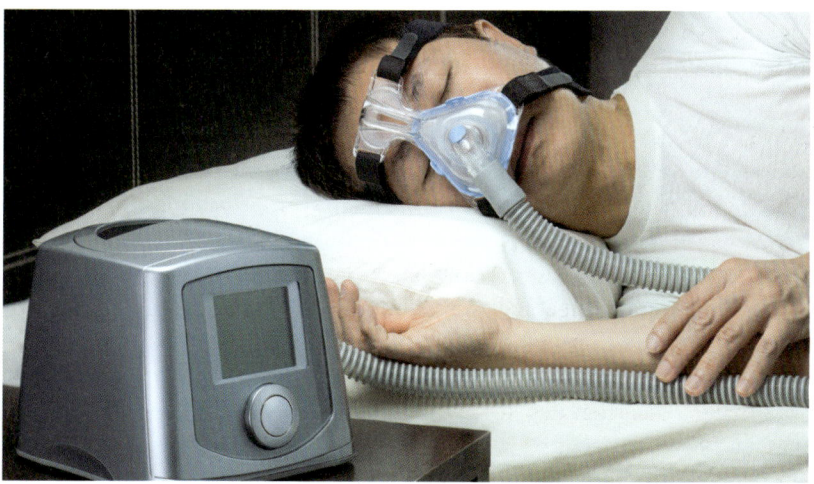

Bei Schlafapnoe wird meist die Verwendung einer Schlafmaske empfohlen.

Periodic Limb Movement Disorder (PLMD)

Die **Periodic Limb Movement Disorder** ist eine Erkrankung, bei der neben periodischen Bewegungen der Extremitäten im Schlaf gleichzeitig Schlafstörungen bestehen. Im Unterschied zum verbreiteteren Restless-Legs-Syndrom wird die unwillkürliche Bewegungsunruhe im Schlaf durch den Patienten nicht bemerkt.

Bisherige Untersuchungen zeigen, dass periodische Extremitätenbewegungen bereits im Kindesalter vorkommen und auch ein sehr häufiges Phänomen bei älteren Personen sind. Man schätzt, dass ca. vier Prozent der Bevölkerung betroffen sind. Das häufige Vorkommen von periodischen Extremitätenbewegungen bei älteren Betroffenen könnte durch den Verlust an Dopamin im höheren Lebensalter bzw. durch die physiologische Abnahme der Dopaminrezeptoren erklärt werden.

Narkolepsie

Der Narkolepsie liegt eine Störung der Schlaf-Wach-Regulation zu Grunde. Im Volksmund wird die Erkrankung daher auch als „Schlafkrankheit" oder „Schlummersucht" bezeichnet.

Die klassische Narkolepsie ist durch das Hauptsymptom der exzessiven Tagesschläfrigkeit charakterisiert. Oft ist zudem der Nachtschlaf aufgrund hartnäckiger Durchschlafstörungen nicht erholsam, sodass zur Schläfrigkeit im Sinne von Einschlafneigung auch noch Schlafmangel hinzukommt.

All dies sind Krankheitsbilder, die von einem Arzt beurteilt werden sollten. Wenn Sie eines oder mehrere dieser Symptome haben und denken, dass Sie gefährdet sind: Keine Panik! Rufen Sie einfach einen Schlafspezialisten an und vereinbaren Sie einen Termin im Schlaflabor.

Sie können natürlich gleichzeitig dieses Buch weiterlesen und werden sicher auch davon profitieren. Aber die Priorität liegt darauf, zuerst Ihre körperliche Verfassung zu verbessern. Glücklicherweise sind die meisten schweren Schlafstörungen hervorragend behandelbar.

Lebensstil Schlaflosigkeit

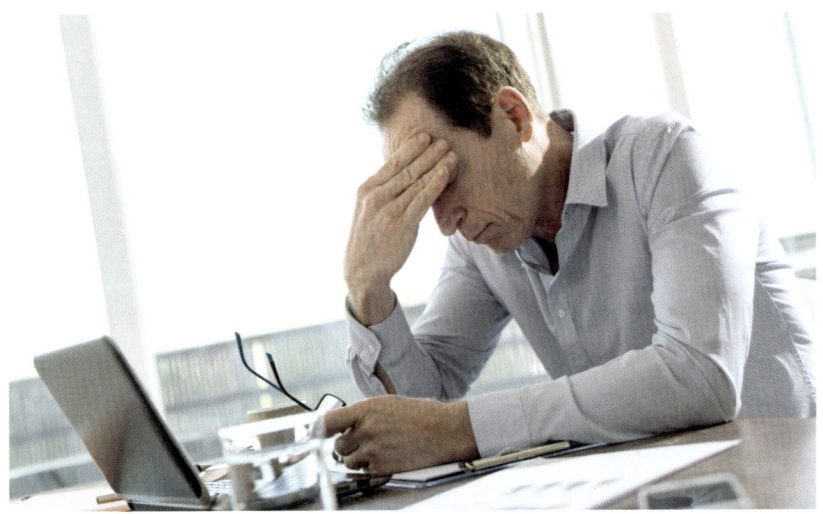

Schlechter Schlaf schränkt das Wohlbefinden und die Leistungsfähigkeit am Tag erheblich ein.

Schlaflosigkeit tritt immer häufiger auf. Die Anzahl von Menschen, die wegen Schlafproblemen medizinische Hilfe suchen, ist auf dem Vormarsch und weist auf eine alarmierende Zahl hin. Im Laufe der Jahre war ich in der Lage bestimmte Muster zu erkennen, die nicht unbedingt medizinischer Natur sind, aber durch die Verschiebung bestimmter Lebensstil-Merkmale behandelt werden müssen.

Dies hat mich dazu gebracht, Schlafproblemen den Begriff „Lebensstil Schlaflosigkeit" zuzuschreiben. Sie ergeben sich aus dem Tempo eines zunehmend stressigeren Lebensstils. Das Gehirn funktioniert weiterhin so wie es soll, aber es bleiben dem Geist kaum Phasen für Ruhe und Erholung.

Die wenigsten bestreiten wohl, dass sich das Lebenstempo in den vergangenen 50 Jahren dramatisch beschleunigt hat. Diese Veränderungen sind am stärksten in der Arbeitswelt zu spüren. Fortschritte in Technologie und

Business haben dazu geführt, dass größere Effizienz und das „Endergebnis" den Leistungsdruck erhöhen. Die globale Wirtschaft bedeutet, dass wir mehr reisen und zu jeder Tageszeit in mehreren Zeitzonen arbeiten können. Wer sich von seinen Konkurrenten abheben will, muss Extrastunden arbeiten.

In allen Bereichen des Erwerbslebens scheinen die Menschen aufgefordert zu werden mehr zu tun. Währenddessen steigen die Lebenshaltungskosten anstatt zu fallen. Und dann werden wir noch unter Druck gesetzt, mehr Geld auszugeben als je zuvor. Wir können den Anreizen der Werbung scheinbar nicht entkommen, die uns sagt, dass unser Leben nur dann vollständig sein wird, wenn wir diese besonderen Kleider oder Schuhe tragen. Der Konsum stieg zur gleichen Zeit, in der die Tendenz Geld zu sparen abnahm und durch eine Toleranz für größere Schuldenlasten ersetzt wurde. Als ob Arbeit und finanzieller Druck nicht genug wären, leben wir in einer Zeit, die von zunehmender Gewalt und Terror geprägt ist. Wir versuchen so viel Kontrolle wie möglich über alle Aspekte unseres Lebens zu behalten, doch katastrophale Ereignisse erinnern uns daran, dass wir tatsächlich auf vielen Ebenen verletzlich sind.

Wir denken nicht gern darüber nach, aber die zufällige Natur dieser Ereignisse hängt über uns wie eine dunkle, bedrohliche Wolke. Das moderne Leben ist extrem stressig. Es ist fast unmöglich, Zeit für uns selbst oder einen Ort zum Nachdenken zu finden. Wir sehen, wie der Druck an die Oberfläche sprudelt, wenn Menschen hin und her rasen, aggressiv werden und sich schlecht benehmen. Ein Mangel an Höflichkeit im täglichen Leben wird immer offensichtlicher, da die Menschen scheinbar nicht so leicht aus dem Hamsterrad steigen können. Kommt Ihnen das bekannt vor?

Selbst die Stimulation unserer Städte ist unerbittlich. Zu allen Stunden des Tages sind wir dem Licht, dem Lärm und dem dichten Verkehr ausgesetzt. Nicht zu vergessen die Bombardierung mit Nachrichten - sei es durch Smartphones, Textnachrichten und/oder E-Mails. Wir müssen immer verfügbar und erreichbar sein. Kein Wunder, dass wir am Ende des Tages Schwierigkeiten haben, herunterzukommen. Wir erwarten zu viel von uns selbst und gestehen dem Gehirn nicht zu, dass es etwas Ruhe und Frieden braucht, um den richtigen Schlafrhythmus in Gang zu setzen. Diejenigen, die an der „Lebensstil-Schlaflosigkeit" leiden, können den Tagesdruck und die Ängste auf Kosten der wertvollen Schlafzeit nicht loslassen. Die Konsequenz ist, dass der Mangel an erholsamem Schlaf zu erhöhter Belastung und Druck führt. Damit wird eine schädigende, negative Spirale in Gang gesetzt.

Es gibt viele Dinge in unserem Leben, die gegen die natürliche Vorliebe des Gehirns zu einem gesunden Schlaf wirken: Unsere moderne Ernährung enthält nicht ausreichend Vitalstoffe, die für den Schlaf wichtig sind. Dazu gehört u. a. die essentielle Aminosäure Tryptophan, Vitamin B6 und das Spurenelement Zink, welches für eine gesunde Gehirnfunktion absolut notwendig ist.

Unser Lebensstil ist zu hektisch, um den natürlichen Schlafchemikalien am Ende des Tages eine Übernahme zu ermöglichen. Auch ist oft unsere Schlafumgebung zu hell und zu laut. Der beste Weg, um diese komplexen Probleme anzugehen, ist es, mit dem Verständnis für die Chemikalien im Gehirn zu beginnen, die im Normalfall den Schlaf induzieren.

Normale Schlafphysiologie

Wenn wir uns dem Ende des Tages nähern, beginnen einige Faktoren sich in unserem Gehirn zu verändern, damit der Schlaf stattfinden kann. Es sind die Chemikalien, die uns das Gefühl geben, müde zu sein und dass der Schlaf unmittelbar bevorsteht.

Eines der Wachstumshormone, das „Releasing-Hormon" ist ein im Hypothalamus gebildetes Hormon. Eine weitere, genauere Bezeichnung ist *Growth hormone releasing hormone (GhRH)*. Es begünstigt direkt den Tiefschlaf. Die Ausschüttung des Hormons Prolaktin wird durch Botenstoffe aus dem Hypothalamus geregelt und erfolgt vermehrt während der zweiten Nachthälfte.

Die wichtigste Schlaf induzierende Chemikalie im Gehirn stammt vom Protein ab, das über die Nahrung aufgenommen werden muss. Dies wiederum erlaubt dem Gehirn das Schlafhormon Melatonin und das „Glückshormon" Serotonin zu produzieren.

Sie haben vielleicht schon von dieser essenziellen Aminosäure gehört, die als Tryptophan bekannt ist. Es ist die seltenste von allen Aminosäuren. Wir brauchen täglich 2 bis 3 Gramm davon. Sie kommt u. a. in Lebensmitteln wie Milch und Truthahn vor. Vielen Leuten fällt auf, dass sie besser schlafen können, wenn sie ein tryptophanreiches Essen konsumieren. Aber nur wenige verstehen, dass es nicht das tryptophanhaltige Essen allein ist, sondern eher eine Kombination von Lebensmitteln, die dem Tryptophan den Zugang zum Gehirn ermöglichen.

Darüber hinaus erkennen nur wenige, dass die richtige Kombination aus tryptophanhaltigen Lebensmitteln mit einem Kohlenhydrat der beste Weg ist, einen gesunden Schlaf ohne Katereffekt auszulösen. Die Bedeutung des richtigen Schlafes geht über die offensichtlichen Vorteile des Ausgeruht- und Erfrischt Seins hinaus. Die Forschung konnte inzwischen nachweisen, dass die während des Schlafes freigesetzten biochemischen Substanzen tatsächlich vom Körper benötigt werden, um die Gesundheit zu erhalten und Krankheiten zu verhindern. Das Fehlen dieser natürlich vorkommenden chemischen Verbindungen (Hormone, Neurotransmitter) kann viel ernstere Konsequenzen haben als wir wahrhaben wollen.

Schlaf und Gesundheit

Die Oberflächeneffekte von Schlaflosigkeit wie mangelnde Aufmerksamkeit, Müdigkeit und Reizbarkeit am nächsten Tag sind vorhersehbar. Dennoch werden die weitreichenderen Wirkungen von schlechtem Schlaf unterschätzt. Melatonin ist ein wichtiges Antioxidans für den Körper, aber seine Produktion kommt nicht automatisch in Gang. Es ist wichtig, dass wir einen Lebensstil pflegen, bei dem ausreichend Tryptophan aufgenommen und prinzipiell in einem abgedunkelten Zimmer geschlafen wird, um sicherzustellen, dass Tryptophan zu Melatonin verstoffwechselt wird.

Die Forscher beginnen erst jetzt zu verstehen und zu untersuchen, dass die Anwesenheit von 24-stündigem Licht viel schädlicher ist als gedacht. In einer aktuellen Studie an der Harvard Medical School mit 78.000 Krankenschwestern wurde festgestellt, dass diejenigen, die für ein bis 29 Jahre lang Nachtschichten leisteten, eine achtprozentige Zunahme an Brustkrebs hatten.

Wenn das nicht schockierend genug ist, dann vielleicht die Tatsache, dass diejenigen, die 30 oder mehr Jahre über Nacht arbeiteten ein um 36 Prozent erhöhtes Risiko für Brustkrebs hatten! Ein ähnlich erhöhtes Muster besteht für Darmkrebs und wird derzeit für Prostatakrebs untersucht. Hinzu kommt ein höheres Risiko für Herzerkrankungen und Diabetes. Die Beziehung zwischen Schlaflosigkeit und Fettleibigkeit wird in jüngster Zeit durch medizinische Forschungen geklärt. Ihr Körper muss schlafen, um sich zu verjüngen. Wenn das nicht passiert, geben bestimmte Zellen im Körper plötzlich falsche oder „anregende Signale".

Ein Satz solcher Zellen befindet sich im Hypothalamus, einem Teil des Gehirns, das den Appetit reguliert. Das Ergebnis ist simpel: Schlechter Schlaf ergibt eine schlechte Funktion des Appetitzüglerzentrums, was wiederum Fettleibigkeit zur Folge hat. Im Nachtschlaf wird das appetitzügelnde Hormon Leptin freigesetzt. Im Wachzustand wird der Gegenspieler, das appetitanregende Hormon Ghrelin, ausgeschüttet.

Die Erfahrung hat gezeigt, dass die Aufnahme von Melatonin über Nahrungsergänzungsmittel die gesundheitlichen Risiken des Schlafmangels verringern können. Die Ergebnisse von Studien verdeutlichen, dass beim Schlafen viel mehr passiert als wir realisieren. Im weiteren Verlauf des Buches erfahren Sie, wie Sie sicherstellen können, dass Ihr Körper die richtigen Nährstoffe erhält, um die geeigneten Schlaf induzierenden biochemischen Stoffe im Gehirn freizusetzen. Außerdem müssen Sie sich auf die Veränderung Ihrer Umgebung konzentrieren, welche für den Schlaf hilfreich ist. Wenn Sie Nachtschicht arbeiten, seien Sie nicht beunruhigt. Es gibt viele Dinge, die Sie richtig machen können, um Ihre körpereigene Melatoninproduktion zu verbessern.

Schlaf und Menopause

Irgendwo im Alter zwischen 45 und 55 Jahren erleben die meisten Frauen die Menopause, bei der Östrogen und Progesteron abnehmen. Einige Jahre vor dem Beginn der Menopause kann eine allmähliche Verringerung des Hormonspiegels zu bestimmten Symptomen wie etwa unregelmäßige Periode, Hitzewallungen und schlechtem Schlaf führen. Dieses frühe Stadium der Symptome wird oft als Prämenopause bezeichnet und kann zwei bis sieben Jahre vor der tatsächlichen Menopause beginnen.

Während der Menopause und der Prämenopause ist die Schlaflosigkeit davon gekennzeichnet, dass Sie oft mitten in der Nacht aufwachen oder auch früh aufwachen und unfähig sind wieder einzuschlafen. Es gibt eine klare Beziehung zwischen Östrogenspiegel und Tryptophan: Der Tryptophanspiegel im Gehirn neigt dazu zu sinken, wenn der Östrogenspiegel im Blut anfängt weniger zu werden. Es ist also nicht überraschend, dass Tryptophan als symptomatische Behandlung von Schlafstörungen während der Menopause und Prämenopause getestet wurde und vielen half.

Andere unangenehme Symptome der Prämenopause können auch dazu führen nachts wach zu sein oder nicht mehr einschlafen zu können, wenn man einmal wach ist. **Ein angemessener Tryptophanspiegel im Gehirn während des Schlafes verbessert die Fähigkeit des Gehirns, wieder einzuschlafen, sobald man wach wird.**

Hormonersatztherapie war in der Vergangenheit eine medizinische Lösung für schlechte Schlafqualität mit niedrigem Östrogenspiegel. Es gibt jetzt einige Kontroversen über die Verwendung von Hormonersatztherapie wegen des erhöhten Risikos von Schlaganfall, einiger Krebsformen und Alzheimer-Demenz. Wenn Ihnen eine Hormonersatztherapie empfohlen wird, kann sie eine Linderung Ihrer Schlaflosigkeit bewirken, aber eventuell benötigen Sie auch extra Portion Vitamin B6 als Co-Faktor für die Produktion von Melatonin.

Prämenstruelles Syndrom

Für diejenigen, die am prämenstruellen Syndrom (PMS) leiden, ist die Lutealphase (Zeit vom Eisprung bis zum Beginn der Menstruation) eine Zeit, in der der Östrogenspiegel fällt und die mit schlechtem Schlaf assoziiert werden kann. Es gab mehrere Studien, die versucht haben diese Symptome zu beheben. Einige testeten die Verwendung von Antidepressiva, die den Serotoninspiegel während der Lutealphase erhöhen, andere testeten die Verwendung von Tryptophan.

Beide Strategien scheinen bis zu einem gewissen Grad hilfreich zu sein. Die gute Nachricht ist: Wenn Ihre Schlafprobleme so vorhersehbar sind, können Sie die Vorschläge in diesem Buch auf gezielte Weise während dieser Phase einsetzen, bevor sich die Schlafprobleme entwickeln.

Gefahren der Schlafmittel

Hinweis: Dieses Kapitel geht ausführlich auf die Gefahren von Schlafmitteln ein. Wenn Sie keine Schlafmedikamente nehmen, können Sie dieses Kapitel überspringen!

Für die Anzahl der Menschen, die an Schlaflosigkeit leiden, gibt es überraschend wenig, das die medizinische und pharmazeutische Wissenschaft in den vergangenen 40 Jahren zu bieten hat. Was verfügbar ist, hat negative Auswirkungen. Es ist möglich Schlaf chemisch zu induzieren, aber es hat sich als eine Herausforderung erwiesen, damit tatsächlich einen erholsamen Schlaf ohne Nebenwirkungen zu erreichen. Zusätzlich zu den Wirksamkeitsproblemen gibt es eine reelle Abhängigkeitsgefahr. Leider meinen viele Betroffene - inklusive einiger meiner medizinischen Kollegen -, dass es keine Alternativen gibt.

Nachfolgende Tabelle zeigt die Medikamente, die mit diesen Phänomenen assoziiert und daher anfällig für Missbrauch sind:

Derzeit verfügbare Arzneimittel zur Behandlung von Schlafstörungen	
Kategorie	**Typ**
Verschreibungspflichtige Medikamente	- Benzodiazepine - Nicht-Benzodiazepin-Agonisten (auch Z-Medikamente genannt, weil deren Anfangsbuchstabe immer mit Z beginnt. Zum Beispiel Zolpidem®) - Barbiturate - Antidepressiva
Frei verkäufliche Medikamente	- Antihistaminika - Schmerzmittel

Pharmazeutische Produkte

Medikamente, die von Ärzten verschrieben werden, um Schlaflosigkeit zu behandeln, werden in zwei Klassen eingeteilt: Gamma-Aminobuttersäure [GABA] Medikamente (Benzodiazepine und Nicht-Benzodiazepine) und Antidepressiva. Praktisch jedes Schlafmittel stört die Schlafphasen.

Im Allgemeinen neigen diese Medikamente dazu, leichten Schlaf (Phase 1 und 2) auf Kosten des Tiefschlafs (Phase 3 und 4) zu erhöhen sowie den REM-Schlaf (Phase 5) zu hemmen, was zu Nebenwirkungen wie Schläfrigkeit und Mangel an Erfrischung führt.

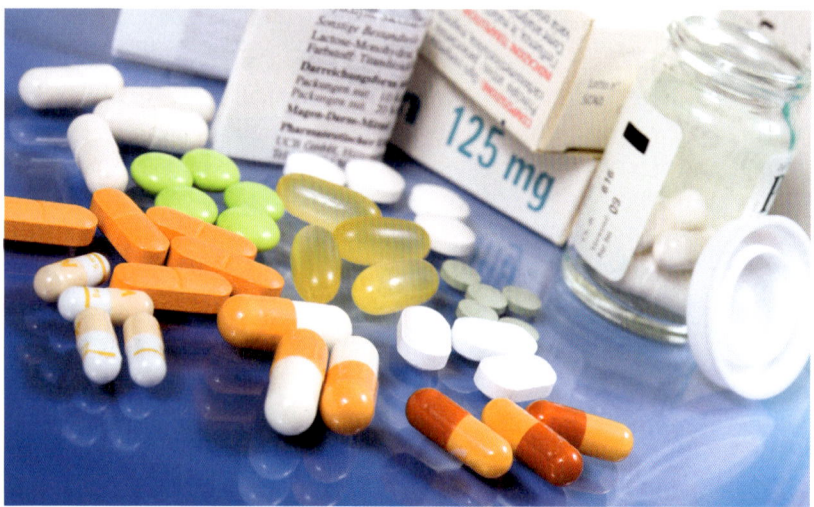

Benzodiazepine verstärken die Aktivität eines Neurotransmitters, GABA, durch Bindung an einen der beiden Typen oder an Benzodiazepin-Rezeptoren, die zu erhöhtem Schlaf und weniger Angst führen. Benzodiazepine neigen dazu, in kurzer Zeit wirksam zu sein. Deswegen sind Benzodiazepine die am häufigsten verschriebenen Schlafmittel. Leider binden sich Benzodiazepine auch an eine zweite Klasse von Rezeptoren, die das Gedächtnis, die kognitiven Fähigkeiten und die Koordination beeinträchtigen. Offensichtlich sind diese Nebeneffekte unerwünscht, vor allem bei älteren Menschen, die für Verwirrung, Schläfrigkeit, Stürze und Autounfälle gefährdet sind. Es gibt mehrere Gründe und Formen des Missbrauchs von Schlafmitteln. Über mehr als zwei Wochen eingenommene Schlafmittel führen oft zur Abhängigkeit. Mehr als eine Million Menschen sind in Deutschland von Benzodiazepinen abhängig. Fatalerweise führt das Absetzen der Medikamente zu starken Entzugssymptomen und zusätzlichen Schlafstörungen, was bei erneuter Einnahme der Schlafmittel zu einem Teufelskreis führt.

Antidepressiva dagegen neigen dazu, die Aktivität einiger Neurotransmitter zu erhöhen, beispielsweise Serotonin, und die Aktivität von Histamin zu verringern. Histamin ist der Neurotransmitter, der allergische Reaktionen auslöst. Im Gehirn unterstützt Histamin die Aufmerksamkeit, schnelles Lernen und eine erhöhte Reaktionsbereitschaft. Diese Gruppe von Medikamenten kann den Schlaf unterstützen, aber folglich auch erhebliche Nebenwirkungen mit sich bringen.

Einige Antidepressiva sind wirksame Schlafhilfsmittel. Da aber ihre Auswirkungen nicht auf das Gehirn beschränkt sind, kann es bei Menschen, die dazu prädisponiert sind, zu Nebenwirkungen wie Herzrhythmusstörungen und urologischen Problemen kommen.

Frei verkäufliche Medikamente

Viele Menschen möchten die Nebenwirkungen und/oder Stigmata der verschreibungspflichtigen Medikamente vermeiden und greifen auf rezeptfreie Medikamente zurück. Der Wirkstoff in den meisten dieser Produkte ist das Antihistaminikum Diphenhydraminhydrochlorid, dessen Hauptnebenwirkung Schläfrigkeit ist. Antihistaminika verbessern die Phase 1 und 2 des Schlafes, aber hemmen die regenerierenden Schlafphasen 3 und 4.

Sehr wenig Forschung wurde in die Validierung ihrer Wirksamkeit investiert. Sie bringen den Körper zwar zum Schlafen, aber derzeit gibt es keinen objektiven Beweis, dass sie auch bei der Erholung und Regeneration angemessen helfen.

Abhängigkeit von Schlafmitteln

Die meisten Menschen, die mit Schlafschwierigkeiten kämpfen, haben irgendwann verschreibungspflichtige sowie rezeptfreie Medikamente ausprobiert, um ihr Problem zu behandeln. Die Realität ist jedoch, dass dies keine langfristige Lösung ist und oft den Effekt hat, dass sie eine schlechte Situation noch schlechter machen. Wenn Sie sich hier angesprochen fühlen, müssen Sie möglicherweise Ihre Medikamentenabhängigkeit angehen, bevor Sie die in diesem Arbeitsbuch beschriebenen Vorschläge umsetzen.

Im Allgemeinen sind sich die Menschen des Missbrauchspotenzials von Alkohol und anderen Drogen bewusst und würden sich nie wissentlich oder leichtfertig in diese Art von Abhängigkeit begeben. Überraschenderweise geraten jedoch viele dieser Menschen sehr leicht in eine Abhängigkeit von Schlafmittel, weil sie sich der Gefahr nicht bewusst sind - bis es zu spät ist.

Bis zu einem gewissen Punkt kann diese Tatsache damit erklärt werden, dass verschriebene sowie frei verkäufliche Schlaftabletten gut reguliert sind. Dies führt dazu, dass die betroffene Person ein falsches Sicherheitsgefühl vermittelt bekommt. Darüber hinaus ist die gelegentliche Verwendung von Schlafmitteln für den kurzfristigen Gebrauch angemessen, wenn dies mit einem spezifischen Stressor zusammenhängt. In der Tat werden die meisten Ärzte Sie warnen, wenn sie Ihnen ein Schlafmittel verschreiben, welches nur für einen kurzen Gebrauch geeignet ist. Frei verkäufliche Medikamente haben ebenfalls eine Warnung auf der Verpackung.

Schlafmittel wirken kurzfristig gut und verlängern ihre Schlafenszeit oft nur um 30 bis 60 Minuten pro Nacht. Interessant ist, dass man durch die Erleichterung mehr Schlaf zu bekommen, die Verbesserung überschätzt. Dies motiviert die Patienten, mit den Medikamenten auch nach Wegfall des Kurzzeit-Stressfaktors fortzufahren, so als wollten sie nach einer geheilten Beinverletzung die Krücken weiterverwenden. Diese fortgesetzte Nutzung führt zu Missbrauch durch zwei unterschiedliche, aber verwandte pharmakologische Phänomene: Toleranz und Abhängigkeit.

Toleranz und Abhängigkeit

Toleranz ist ein unglückliches Phänomen, das mit vielen Schlafhilfen verknüpft ist. Gemeint ist hier die Notwendigkeit die Dosierung von Medikamenten zu erhöhen. Es gibt Hinweise darauf, dass alle Schlafmittel ein gewisses Maß an Toleranz bzw. einen Gewöhnungseffekt haben. Die am häufigsten gebrauch-

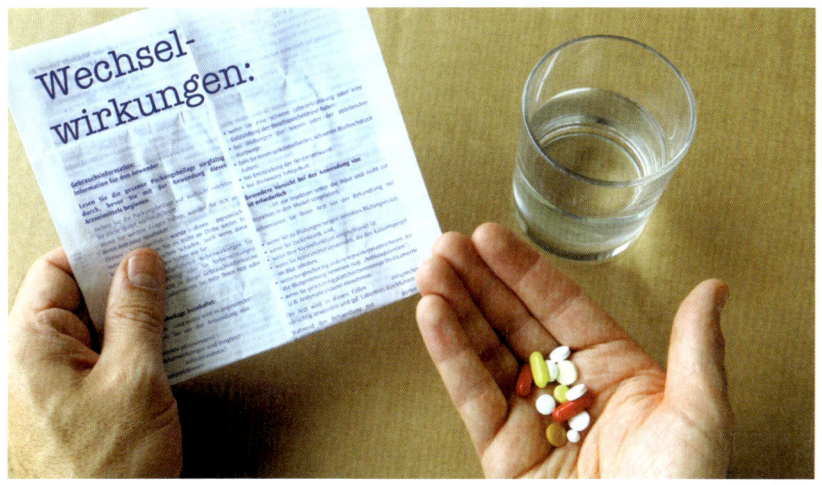

ten Benzodiazepine haben im Wesentlichen nach einer regulären Anwendung von vier bis sechs Monaten nur noch wenig Wirksamkeit. Ihr Gehirn gewöhnt sich einfach an die Droge und erfordert allmählich mehr, um den gewünschten Effekt zu erzielen. Menschen verwechseln oft die Toleranz mit einem verwandten, aber unterschiedlichen Phänomen: der Abhängigkeit.

Abhängigkeit ist die sich wiederholende Notwendigkeit, das gleiche Medikament zu nehmen, um starke Rückschläge der Symptome nach abruptem Abbruch zu vermeiden. Dies wird als Rebound-Schlaflosigkeit bezeichnet. Aus diesem Grund sollten Schlafmittel nicht plötzlich abgesetzt werden. Wenn Sie die Medikation abbrechen möchten, sollten Sie dies in einem methodischen Schrittmuster tun, vorzugsweise unter Aufsicht eines Arztes. Sie sollten auch immer die Wechselwirkungen beachten, wenn Sie verschiedene Medikamente nehmen.

Ausschleichen von Schlafmitteln

Die Tatsache darüber zu klagen, dass Sie abhängig von Schlafmedikamenten sind, ist ein bisschen wie darüber zu lamentieren, dass Sie nass sind, nachdem sie ins Wasser fielen. Es wird das Problem nicht lösen, sondern nur das Offensichtliche aussprechen. Was Sie brauchen, ist ein klarer Plan, um sich aus dieser unangenehmen Situation zu befreien. Mit einer prägnanten

Strategie, die für jedes spezifische Schlafmittel entwickelt wurde, können die unangenehmen Nebenwirkungen, die mit dem sofortigen Absetzen dieser Medikamente verbunden sind, vermieden werden. Denken Sie daran: Ein frei verkäufliches Medikament ist immer noch ein Medikament und muss mit der gleichen Vorsicht behandelt werden wie ein verschreibungspflichtiges.

Die Minimierung von Entzugserscheinungen beim Absetzen eines Arzneimittels ist ein erreichbares Ziel. Sie müssen sich jedoch bestimmten wichtigen Prinzipien über die Auswirkungen von Medikamenten bewusst sein. Das erste Prinzip ist als Halbwertzeit bekannt: Die Zeit, die der Körper braucht, um ein Medikament zu verstoffwechseln, sodass die Hälfte der aktiven Droge abgebaut ist. Es gibt zwischen den Arzneien große Unterschiede in den Halbwertzeiten, aber dies ist ein wichtiger Einflusswert darauf, wie schwierig es ist eine Medikation abzusetzen.

Sobald Sie mit einem Medikament beginnen, wächst mit jeder neuen Einnahme die Menge in Ihrem Körper auf eine sägezahnartige Weise an, bis Sie ein mehr oder weniger konstantes Niveau erreichen - ein Level, das minimal um den Durchschnittswert herum schwankt. Es dauert ungefähr fünf Halbwertzeiten für ein Medikament, um einen konstanten Zustand zu erreichen und weitere fünf Halbwertzeiten, um ihren Körper wieder zu verlassen.

Wenn die Halbwertzeit kurz ist, wird das Arzneimittel schnell einen stabil konstanten Zustand erreichen und umgekehrt den Körper schnell wieder verlassen. Im Allgemeinen gilt: Je schneller eine Droge Ihren Körper verlässt, desto tiefgreifender sind die Entzugserscheinungen.

Die meisten Medikamente, die als Schlafmittel verwendet werden, haben eine mittlere Halbwertzeit. Lange genug, um den Schlaf aufrecht zu erhalten, aber kurz genug, um die Sedierung am nächsten Tag zu minimieren. Eine nützliche Strategie ist das Ersetzen des Schlafmittels mit einem Medikament aus der gleichen Medikamentenfamilie, aber mit einer längeren Halbwertzeit.

Zum Beispiel kann Ativan® (Lorazepam®) durch Valium® (Diazepam®) ersetzt werden, welches eine außergewöhnlich lange Halbwertzeit hat und die Schwierigkeiten mit *Rebound-Schlaflosigkeit* minimiert. Der Begriff Rebound wird meist mit „Abprallen" oder mit „Rückschlag" übersetzt. Wenn

Sie sich dafür entscheiden, eine Schlafhilfe auf diese Weise zu stoppen, dann muss dies unbedingt unter der Aufsicht eines Arztes getan werden.

Halbwertzeit-Strategie, um Entzugseffekte zu mildern

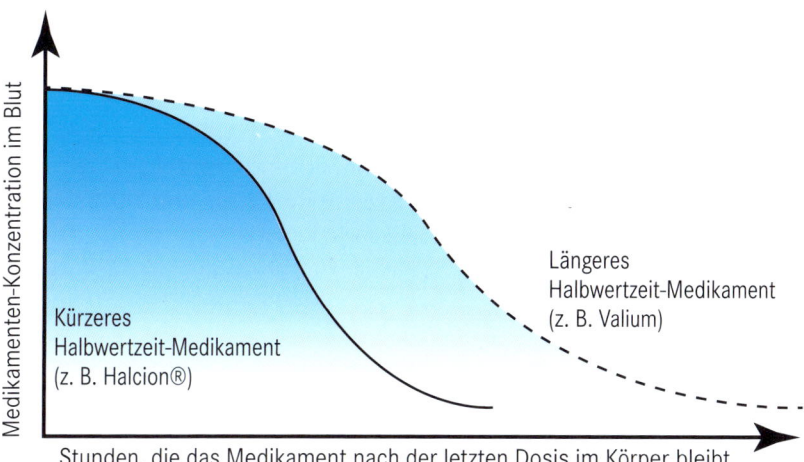

Eine andere Strategie, die manchmal in Verbindung mit einem Wechsel zu einem anderen Medikament mit einer längeren Halbwertzeit angewandt wird, ist eine langsame Dosierungsabnahme des Medikaments. Man beginnt mit einer Reduktion von 25 Prozent und dann einer weiteren Reduzierung um 25 Prozent der ursprünglichen Dosierung alle zwei Wochen. Viele Patienten haben mit diesem sich ausschleichenden Zeitplan Erfolg. Allerdings müssen Sie sich dessen bewusst sein, dass die Ausschleichung schwieriger wird, je weiter Sie mit der Reduzierung fortfahren.

Wenn Sie zum Beispiel zu Beginn zwei Milligramm (mg) Ativan® (Lorazepam®) eingenommen haben, können Sie in der ersten Woche ohne große Probleme um 25 Prozent (0,5 mg) reduzieren. Zu der Zeit aber, in der Sie insgesamt nur noch 1 mg Ativan® erreichen, entspricht eine weitere Reduzierung um 0,5 mg nun einer Reduktion von 50 Prozent. Sie sollten an dieser Stelle auf ein relativ erhöhtes Risiko einer Rebound-Schlaflosigkeit vorbereitet sein. Solange Sie sich dieser Schwierigkeit bewusst sind, gibt es keinen Grund aufzugeben und zu Ihrer ursprünglichen Dosierung zurückzukehren.

Ausschleichzeitplan, um die Entzugserscheinungssymptome zu reduzieren

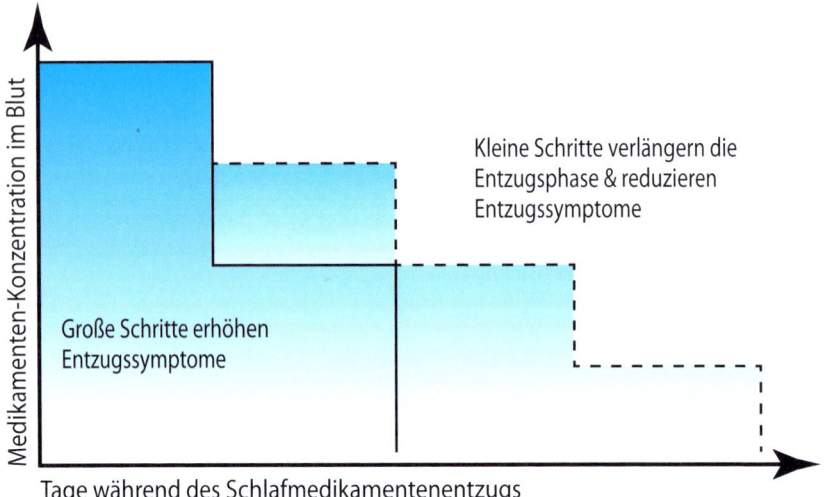

Es ist auch wichtig, mit dem Ausschleichzeitplan flexibel zu bleiben. Wenn Sie für den nächsten Schritt nicht bereit sind, dann warten Sie bis Sie dazu in der Lage sind. Es ist einfacher, auf einer Reihe von kleinen Erfolgen aufzubauen, als mit einer Reihe von dramatischen Reduzierungen zu arbeiten und dann einen schnellen Rückfall zu haben.

Denken Sie daran, es hat lange gedauert, um zu Ihrem aktuellen Schlaflosigkeitsmuster und der Verwendung von Schlafmitteln zu kommen. Umgekehrt wird es eine Weile dauern, die Situation zu korrigieren. Sie werden dies durchstehen, solange Sie einen methodischen und geduldigen Ansatz verwenden.

Denkmuster und das Absetzen von Schlafmedikamenten

Zumindest ein Teil der Abhängigkeit von Schlafmedikation ist psychologisch bedingt und das Absetzen scheitert oft an der Wahrnehmung des Patienten die Pillen zu benötigen: „Ich kann ohne sie nicht schlafen, wie kann ich jemals aufhören?"

Man kann davon ausgehen, dass es beim Absetzen von Medikamenten von Zeit zu Zeit Rückschläge geben wird. Dies ist kein Scheitern, sondern nur eine momentane Verzögerung auf dem Weg zu gesundem Schlaf ohne Schlafmittel. Es ist wichtig, schrittweise vorzugehen. Der Versuch, Medikamente zu schnell abzusetzen, ist nicht ratsam und führt zu einem Versagen und beim nächsten Mal, wenn Sie das Problem angehen, zu einem Mangel an Zuversicht. Erkennen Sie, dass Sie abhängig sind und beschließen Sie, diese Abhängigkeit methodisch zu beenden. Dies wird das beste Ergebnis liefern und keine Nebenwirkungen wie Rebound-Schlaflosigkeit fördern.

„Mit Sicherheit leben wir heute in einem Zeitalter der Schlaflosigkeit. Nach der Masse der Rezepte für Schlaftabletten und der Unzahl von freiverkäuflichen Einschlafhilfen zu urteilen, ist Schlaflosigkeit wohl heute das am weitesten verbreitete Gesundheitsproblem überhaupt."

Dr. med. Deepak Chopra

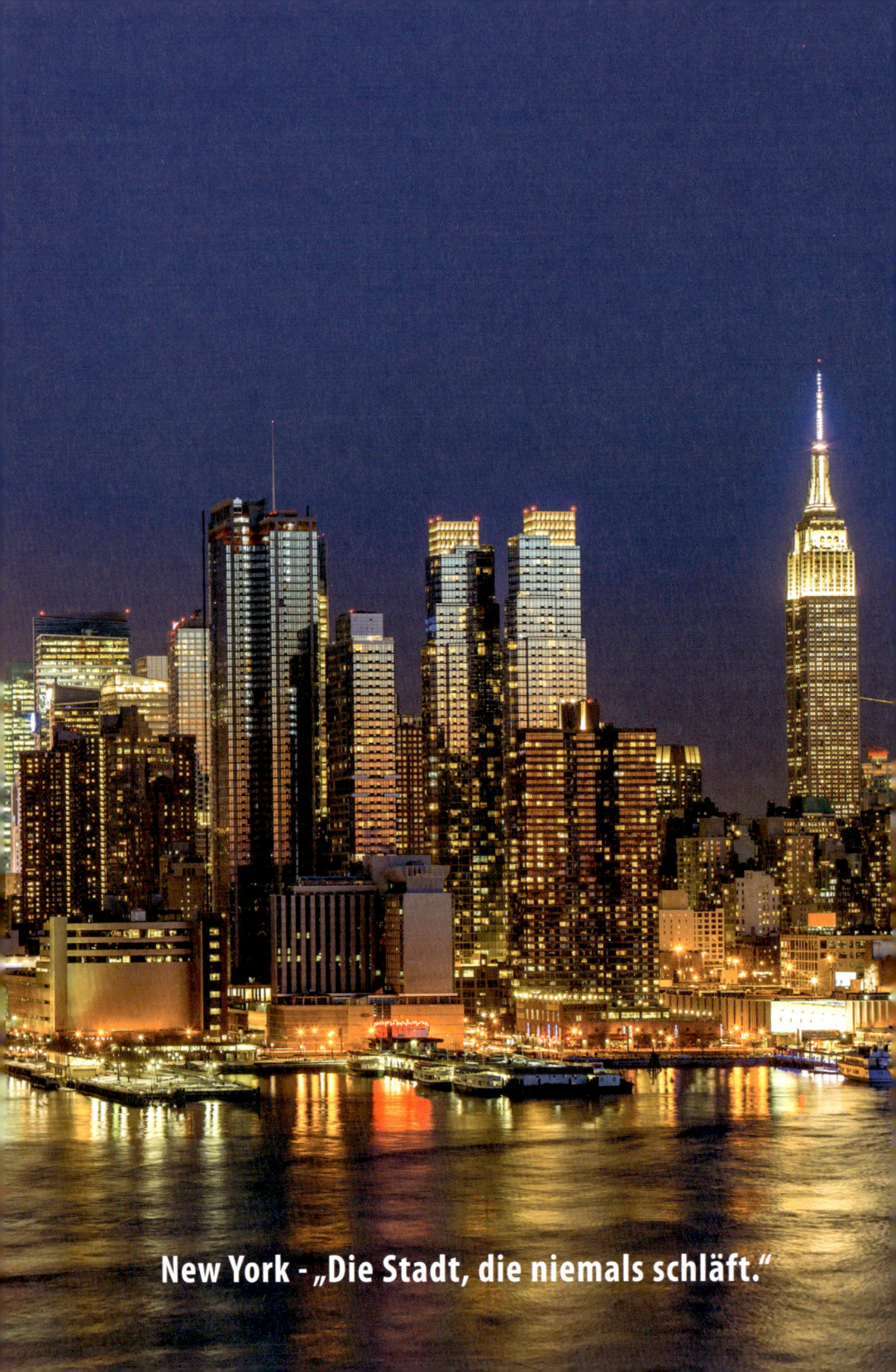

New York - „Die Stadt, die niemals schläft."

Bedeutung von Tryptophan

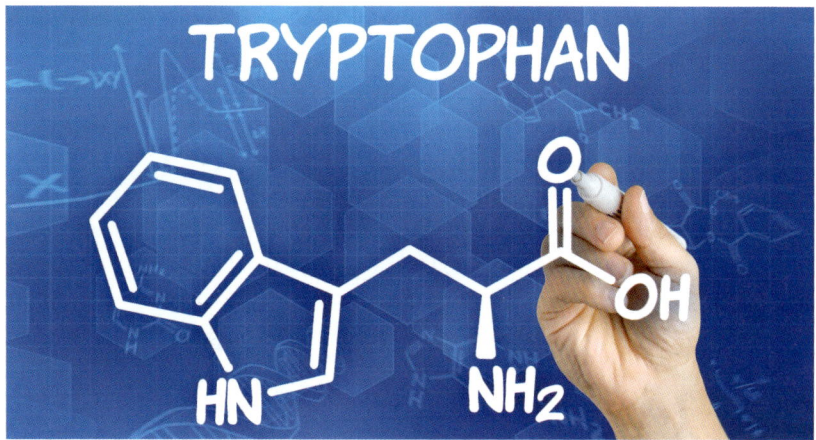

Ein kurzer geschichtlicher Hintergrund

Tryptophan ist die seltenste aller essenziellen Aminosäuren. Essenziell bezieht sich auf die Tatsache, dass sie mit der Nahrung aufgenommen werden muss. Daher bezeichnet man sie auch als lebensnotwendig. Im Gegensatz zu nicht-essenziellen Aminosäuren, kann Ihr Körper keine essenziellen Aminosäuren produzieren. Die Zufuhr der richtigen Lebensmittel, vor allem bei extrem beschäftigten Menschen, ist sehr schwierig, da Tryptophan die Aminosäure ist, die am wenigsten in der Nahrung vorkommt. Tryptophan spielt eine sehr wichtige Rolle in unserer Ernährung. Die lebensnotwendige Aminosäure wurde erstmals vor mehr als 100 Jahren von Sir Frederick Hopkins an der Universität von Cambridge in England isoliert. Sir Hopkins war ein führender Wissenschaftler dieser Zeit und gewann später den Nobelpreis für seine bahnbrechende Arbeit über Aminosäuren und Vitamine.

Im vergangenen Jahrhundert hatte Tryptophan eine wechselhafte Geschichte, basierend auf seinen einzigartigen Eigenschaften, wenn es im Gehirn metabolisiert wird. Als Metabolisierung bezeichnet man in der Medizin den biochemischen Um- bzw. Abbau einer Substanz durch körpereigene Enzymsysteme. Wenn Tryptophan unter den richtigen Ernährungsbedingungen eingenommen wird, gelangt es ins Gehirn und wird dort zu einem Neurotransmitter umgewandelt, das als Serotonin bekannt ist.

Ein erhöhter Serotoninspiegel im Gehirn bietet viele Vorteile: Er reduziert Angstzustände; er reduziert Heißhunger auf Kohlenhydrate in unserer Ernährung; er reduziert das Verlangen erhöhte Mengen an Alkohol zu trinken; und - was vielleicht am wichtigsten ist - er verbessert die Stimmung auf natürliche Art und Weise.

Die Tatsache, dass Tryptophan Angstzustände reduzieren und die Stimmung verbessern kann, ist Grund genug, sich für diese faszinierende Aminosäure zu interessieren. Doch es gibt noch weitere Vorteile, wenn Serotonin zwei weitere metabolische Schritte durchläuft und zu Melatonin wird, dem schlaffördernden Stoff.

Der faszinierende Teil der Verwandlung von Serotonin zu Melatonin ist, dass es nur im Dunkeln passiert. Diese Lichtempfindlichkeit dient dafür, damit das Gehirn weiß, wie es reagieren soll:

Serotonin bei Tageslicht, um uns zu helfen zu entspannen und Melatonin in der Dunkelheit, um den Schlaf anzuregen.

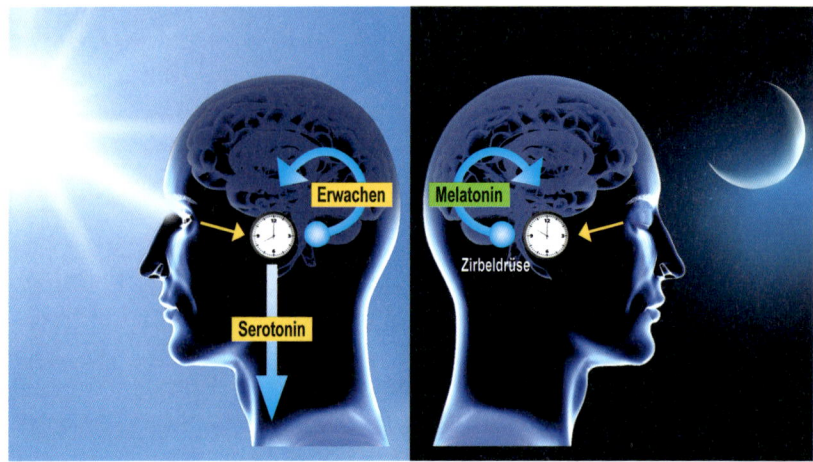

Wichtig zu wissen ist, dass Melatonin nur etwa 30 Minuten in unserem Gehirn bleibt, nachdem wir Licht sehen. Auch dies macht Sinn. Wir sollten tagsüber nicht schläfrig sein. Deswegen hat unser Gehirn einen natürlichen Aus-Schalter, um dies zu verhindern.

Leider hat die moderne Gesellschaft gelernt, diese Systeme einerseits mit Schlafmitteln, die nicht Teil der natürlichen Schlafchemie sind, und andererseits mit übermäßig künstlichem Licht am Abend zu überwinden. Alle in diesem Buch beschriebenen Eigenschaften von natürlichem Tryptophan sind ein Heilmittel der Natur gegen Stress und Schlaflosigkeit, vorausgesetzt Tryptophan gelangt in unser Gehirn und wird zu Melatonin und Serotonin umgebaut.

Viele Probleme treten auf, wenn der Mensch versucht, die Naturchemie zu synthetisieren. Nehmen wir zum Beispiel die chemische Form von Tryptophan. Sie wurde in den 1980er-Jahren mit großem Erfolg vermarktet. Damals kauften etwa zwei Prozent der Haushalte in den Vereinigten Staaten regelmäßig Tryptophan. Probleme wurden 1989 deutlich als Fälle des *Eosinophilie Myalgie Syndroms* (EMS) auftraten. Darunter versteht man die mit der Einnahme von synthetischem Tryptophan auftretenden Symptome wie: Eosinophilie (eine Veränderung der weißen Blutkörperchen), Muskel- und Gelenkschmerzen, Krämpfe und Hautveränderungen. Ursächlich war eine Verunreinigung der Arzneimittelzubereitung bei der gentechnischen Herstellung. In den USA waren 1.500 Menschen betroffen, 23 Personen verstarben.

Die amerikanische Arzneimittelbehörde *Food and Drug Administration* [FDA] nahm eine gründliche Untersuchung vor und stellte fest, dass eine bestimmte Charge Tryptophan wahrscheinlich die meisten Fälle von EMS verursacht hatte.

Das verunreinigte L-Tryptophan stammte ausschließlich von dem japanischen Hersteller Showa Denko. Als Vorsichtsmaßnahme für die öffentliche Sicherheit wurde ein Verbot für synthetisches Tryptophan verhängt, das in vielen Ländern bis heute gilt. Die synthetische Herstellung von Tryptophan zeigt einmal mehr, dass die Gentechnik nicht ungefährlich ist und dass sie bei sorglosem Umgang unter Umständen sogar tödlich wirken kann.

Im Gegensatz zu den Vereinigten Staaten ist synthetisches Tryptophan in Kanada inzwischen auf Rezept erhältlich. Zum Zeitpunkt des Verbots erklärte die FDA ausdrücklich, dass natürliches Tryptophan aus einer Proteinquelle sicher war und ist, und es wurde ausdrücklich vom Verbot ausgeschlossen.

Warum ersetzen wir dann nicht einfach synthetisches Tryptophan durch ein natürliches Tryptophan? Die Antwort ist, dass Tryptophan aus einer natürlichen Quelle unter normalen Umständen nicht auf das Gehirn zugreifen kann. Die Bedingungen müssen genau stimmen, dazu gehört auch die richtige Auswahl der Lebensmittel zur richtigen Zeit. Diese spezielle Kombination von Zutaten ist wichtig, dass das Tryptophan mit der Hirnchemie zusammenarbeiten kann, und nicht dagegen. Es gibt quasi dem Gehirn die Werkzeuge, die es benötigt, um die entsprechenden biochemischen Substanzen herzustellen, die einen gesunden Schlaf initiieren und aufrechterhalten.

Die richtige Wahl der Nahrungsmittel

Tryptophan aus einer natürlichen Nahrungsquelle kommt nicht isoliert vor. Tryptophan gehört zur Gruppe der Aminosäuren, die sich alle zu Proteinen formen. Es variiert stark, wie viel Tryptophan in den Proteinen vorhanden ist. Die Forschung der Firma Biosential in Toronto stellte fest, dass Flaschenkürbiskerne eine der besten Quellen für Tryptophan sind.

Wenn Sie mehr von diesen Samen essen, wird sich der Tryptophanspiegel in Ihrem Gehirn allerdings nicht erhöhen. Grund dafür ist das sogenannte Tryptophan-Paradoxon. Das heißt: Das Essen von tryptophanreichen Proteinen lässt den Tryptophanspiegel im Gehirn abnehmen anstatt ihn zu erhöhen. Viele von Ihnen haben vielleicht schon proteinreiche Diäten zur Gewichtsabnahme versucht. Sie verlieren tatsächlich Gewicht, aber Sie werden auch ängstlicher, reizbarer und haben möglicherweise Schwierigkeiten beim Schlafen.

Um diese Chemie zu verstehen, müssen Sie das Gehirn separat vom Körper betrachten. Der Grund hinter dem Tryptophan-Paradoxon ist die Blut-

Hirn-Schranke. Als Blut-Hirn-Schranke wird die selektive physiologische Barriere zwischen den Flüssigkeitsräumen im Blutkreislauf und im Zentralnervensystem bezeichnet. Die Blut-Hirn-Schranke schützt das Gehirn vor im Blut zirkulierenden Krankheitserregern und Toxinen. Sie stellt einen hochselektiven Filter dar, über den die vom Gehirn benötigten Nährstoffe zugeführt und die entstandenen Stoffwechselprodukte abgeführt werden.

Warum gelangt Tryptophan nicht so einfach durch die Blut-Hirn-Schranke? Es handelt sich schließlich nicht um ein Gift, sondern um einen lebensnotwendigen Stoff. Der Zugang von Tryptophan zum Gehirn geschieht über einen Transporter. Dieser erkennt das Tryptophanmolekül und erleichtert ihm dann die Absorption ins Gehirn.

Das Problem mit Tryptophan ist, dass es mit anderen Aminosäuren die Transportstelle teilt, die viel häufiger an dem Transporter „binden" können. Das Ergebnis ist, dass proteinreiches Essen zwar Tryptophan enthält, aber auch viele weitere Aminosäuren wie Phenylalanin, Leucin, Isoleucin, Tyrosin und Valin, die mit Tryptophan für den Zugang über die Blut-Hirn-Schranke konkurrieren. Folglich steigt Ihr Tryptophanspiegel im Blut, wenn Sie Proteine essen, doch im Gehirn nimmt er ab. Die Konkurrenz zwischen Tryptophan und anderen Aminosäuren an der Transportstelle über die Blut-Hirn-Schranke ist der Grund für das Tryptophan-Paradoxon.

Das Tryptophan-Paradoxon hat bisher die Verwendung von Tryptophan aus einer Proteinquelle, als Möglichkeit zur Erhöhung des Tryptophanspiegels im Gehirn, verhindert.

Im Jahr 1996 begann ich eine einzigartige Reihe von Experimenten. Deren Schwerpunkt war es, ein Nahrungsergänzungsmittel zu entwickeln, das dem Tryptophan aus einer Proteinquelle erlauben würde ins Gehirn zu gelangen.

Die Lösung für das konkurrierende Aminosäurenproblem hat sich am Ende als ziemlich einfach herausgestellt, war aber am Anfang nicht offensichtlich. Der Trick bestand darin, ein tryptophanreiches Protein mit einer bestimmten Art von Kohlenhydrat zu kombinieren. Die Zugabe eines Kohlenhydrats ist so wichtig, weil es den Seruminsulinspiegel erhöht. Wenn Insulin im Blut freigesetzt wird, unterdrückt es alle anderen Aminosäuren, außer

Tryptophan. **Es ist wichtig, dass genau die richtige Menge und genau die richtige Art von Kohlenhydrate mit dem Proteinquellen-Tryptophan kombiniert wird.** Letztlich war es die entscheidende Kombination von Flaschenkürbismehl-Protein und Dextrose, die zu klinischem Erfolg führte.

Hinzu kommt noch, dass Tryptophan wegen seiner starken Fettlöslichkeit für den Transport im Blut an das Transportprotein Albumin gekoppelt wird. Das bedeutet, dass sie diesen positiven Effekt nicht haben, wenn sie einfach Kürbiskerne kauen.

Dies ist insofern von Bedeutung, als daraus ein spezielles Nahrungsergänzungsmittel namens Zenbev kreiert werden konnte. Dessen Inhaltsstoffe haben sich in einer Studie und in der täglichen Praxis als wirksamer erwiesen, als das medizinische Tryptophan. Und zwar ohne das Risiko von Nebenwirkungen, die ein klassisches Schlafmittel mit sich bringt. Dieses funktionelle Lebensmittel ist auch eine deutliche Verbesserung gegenüber klassischen Medikamenten, welche die normale Gehirnchemie unterdrücken und verändern.

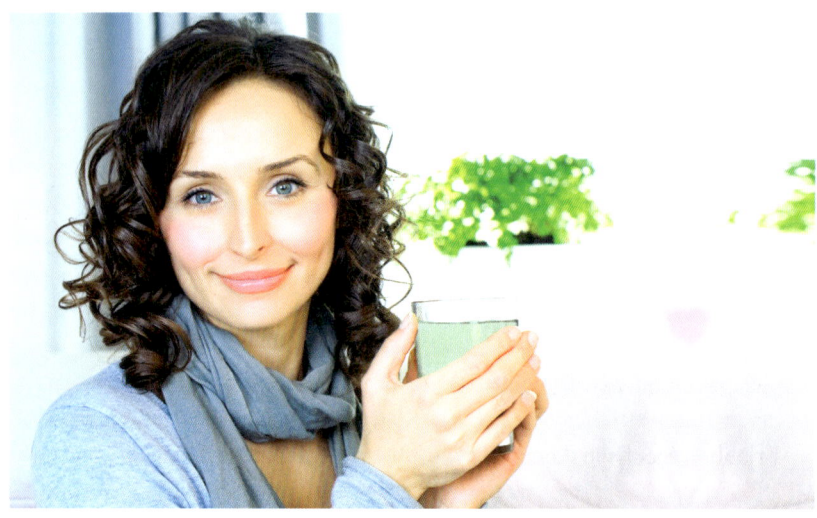

Zenbev am Abend getrunken, kann den Schlaf verbessern.

Die Wichtigkeit von Dunkelheit

1994 erschütterte um vier Uhr morgens ein bedeutendes Erdbeben Los Angeles. Die Stromversorgung wurde unterbrochen und es kam zu einem Blackout. Als die Menschen aus ihren Häusern stürzten, waren alle überrascht von der Erscheinung des Himmels. Viele Menschen berichteten von „superhellen" Sternen und einer „Silberwolke" am Himmel. Sie glaubten, dass diese für das Erdbeben verantwortlich seien. Was sie sahen, war in der Tat die natürliche Erscheinung des Himmels ohne Lichtverschmutzung. Die Sterne sind normalerweise hell und die „Silberwolke" war die Milchstraße.

Die Stadtbewohner haben sich an elektrische Beleuchtung gewöhnt und sind sich oft nicht bewusst, dass Gesundheitsprobleme auch durch Lichtverschmutzung entstehen. Das Gehirn hat sich über Jahrtausende entwickelt, und doch müssen wir uns jetzt an ein relativ neues Lichtphänomen anpassen: Licht rund um die Uhr.

Forschungsergebnisse haben bewiesen, dass der Körper Melatonin braucht. Um sicherzustellen, dass es produziert wird, sollte man so dunkel wie möglich schlafen. Sogar geringe Mengen an Umgebungslicht unterdrücken die Produktion von Melatonin, was nicht nur Ihren Schlaf beeinflusst, sondern auch andere gesundheitliche Folgen mit sich bringt.

Die Notwendigkeit für eine Schlafmaske

Da Dunkelheit ein wichtiges Thema bei der Behandlung von Schlaflosigkeit ist, betone ich die Notwendigkeit nach völliger Dunkelheit im Schlafzimmer bei allen meinen Patienten. Wenn ich frage: „Schlafen Sie in einem dunklen Raum?", antwortet fast jeder: „Ja". Diese bejahende Antwort beruhigt mich allerdings nicht.

Ich bitte meine Patienten, einen einfachen Lichttest durchzuführen:
- Schalten Sie alle Lichter in Ihrem Schlafzimmer aus
- Erlauben Sie ihren Augen sich fünf Minuten anzupassen
- Prüfen Sie, ob Sie die Objekte im Raum sehen können
- Identifizieren Sie Licht-Quellen wie Radiowecker, LED-Leuchten von elektrischen Geräten, Straßenlaternen etc.

Ausnahmslos berichten die Patienten bei ihrem nächsten Termin von einer partiellen Dunkelheit und einer Verwirrung darüber, was dagegen zu tun ist. Eine Lösung besteht darin, Ihr Zimmer mit Verdunkelungsvorhängen oder Rollläden „lichtdicht" zu machen und alle LED-Leuchten von elektrischen Geräten zu vermeiden. Das ist jedoch zeitaufwendig und teuer. Trotz der Kosten ist diese Option für einige die beste Lösung, basierend auf ihrem persönlichen Komfortlevel. Umweltmediziner empfehlen oft nachts die Sicherung vom Schlafzimmer auszuschalten. So vermeiden Sie die Belastung von elektromagnetischen Feldern, welche ebenfalls den Schlaf stören können.

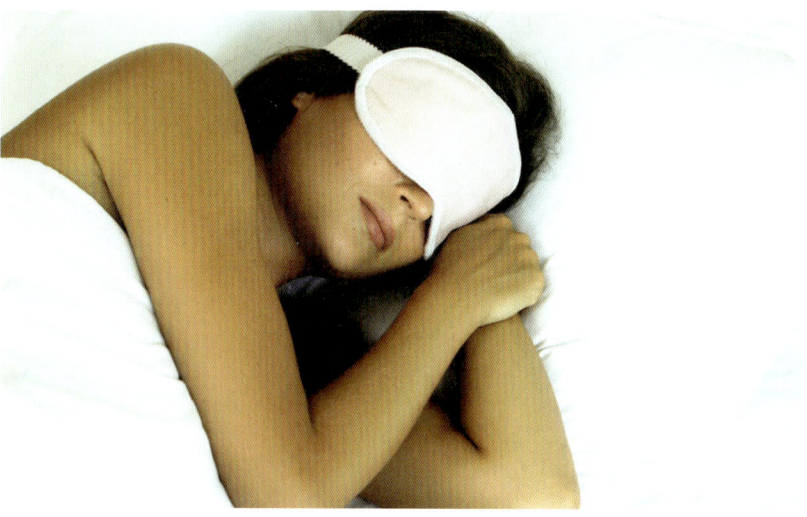

Eine andere, einfachere und viel günstigere Lösung ist es, eine qualitativ hochwertige Schlafmaske zu kaufen, was nicht unbedingt teuer bedeutet. Eine solche Schlafmaske ist leicht, bequem und dennoch vorne dicht genug, um alles Licht auszublenden. Eine kleine Materialklappe am unteren Rand der Maske um den Nasenbereich herum ist ebenso notwendig, um Licht auszublenden. Die Schlafmaske kann nachts abfallen (erinnern Sie sich, dass Sie nur während dem REM – Schlaf unbewegt schlafen), wenn Sie am Hinterkopf nicht eng anliegt - daher entweder mit einem überlappenden Band, das mit Klettlaschen befestigt wird oder einem doppelten Gummizug am Kopf befestigen.

Achten Sie beim Kauf einer Schlafmaske auf diese einfachen Attribute und ziehen Sie diese im Geschäft an, um sicherzustellen, dass sie bequem ist. Verlassen Sie sich nicht auf die Schlafmasken, die viele Fluggesellschaften ausgeben, diese Schlafmasken sind von sehr schlechter Qualität und lassen beträchtliche Lichtmengen durch. Sie sind folglich von geringem praktischem Nutzen.

Der Preis einer Schlafmaske gibt keine Aussage über ihre Qualität. Und ein hoher Preis gibt keine Garantie dafür, das beste Ergebnis zu liefern. Führen Sie den Lichttest durch, ehe Sie eine kaufen: Halten Sie einfach die Schlafmaske direkt vor eine grelle Lampe, um sicherzustellen, dass es absolut keinen Lichtdurchlass gibt. Schlafmasken, die wenig kosten, können diesen Test problemlos bestehen, während teure Schlafmasken versagen können.

Schlafmasken sind besonders nützlich, da sie leicht zu transportieren sind. Schlafprobleme neigen dazu sich zu verschlechtern, wenn man auf Reisen ist und in einem fremden Bett schlafen muss. Die Schwierigkeit ergibt sich, wenn man reist und die Umgebung des Gäste- oder Hotelzimmers nicht kontrollieren kann.

Man kann es nur als schockierend beschreiben, dass einige Hotels noch nicht einmal Verdunklungsvorhänge bieten und zusätzlich nachts ihre Fassade mit Licht anstrahlen, um das Haus attraktiver erscheinen zu lassen. Dies nimmt allerdings wenig Rücksicht auf die Menschen, die versuchen, drinnen zu schlafen.

Serotonin-Melatonin-Kreislauf

Wenn Ihr Schlafzimmer ausreichend dunkel ist, werden die Rezeptoren auf Ihrer Netzhaut die Abwesenheit von Licht erkennen und ein Signal an das Zentrum im Gehirn senden, welches als Suprachiasmatischer Nucleus [SCN] bekannt ist. Es gilt inzwischen als gesichert, dass sich hier die „Meister-Uhr", das heißt die circadianen Rhythmen kontrollierende innere Uhr befindet.

Das SCN sendet wiederum ein Signal an die Zirbeldrüse in der Basis des Gehirns. Die Zirbeldrüse ist eine winzige, kegelförmige Struktur im Gehirn, die Melatonin produziert. In einer Umgebung, die zu hell ist, wird das Signal nicht an die Zirbeldrüse weitergeleitet und die Drüse produziert kein Melatonin. Sobald ausreichend Melatonin produziert wird, führt es zu einem gesunden Tiefschlaf sowie einem Abfall der Körpertemperatur.

Ihr Schlafzimmer sollte auch eine angenehme Temperatur haben, die den Rückgang der Körpertemperatur mit einbezieht. Offensichtlich ist es viel besser, sich mit der natürlichen Schlafchemie des Gehirns zu verbinden und ihm zu erlauben, die ganze Nacht die richtige Menge an Tryptophan zu produzieren und diese morgens abzuschalten, wenn es hell wird. Das ist der Vorteil von Tryptophan, welches Sie über die Ernährung aufnehmen.

Indem Sie natürliches Tryptophan zu sich nehmen, initiieren Sie eine Reihe von Ereignissen, die zu einer Aktivierung der natürlichen Schlafchemie des Gehirns führen. Dieser natürliche Ansatz unterstützt die Funktionsweise des Gehirns und sorgt für ein optimales Schlafverhalten.

Die besten Tipps
gegen Schlafstörungen

- Essen Sie abends keine deftigen, reichhaltigen Mahlzeiten. Auch auf Wein, Schnaps oder Bier sollten Sie besser verzichten, denn Alkohol macht zwar müde, stört aber den natürlichen Schlafrhythmus.

- Keine anregenden Getränke nach 14 Uhr (Kaffee, Energydrinks, Cola, schwarzer oder grüner Tee)

- Genießen Sie Kräutertees, die entspannend auf das vegetative Nervensystem wirken: Baldrian, Johanniskraut, Melisse, Passionsblume und Hopfen.

- Kommen Sie zur Ruhe mit einem Buch, ruhiger Musik oder speziellen Entspannungstechniken. Ein wohltuendes, warmes Bad kann beim Abschalten helfen.

- Magnesium ist der Mineralstoff der Ruhe und Entspannung. Es ist in manchen Fällen sinnvoll zusätzlich Magnesium einzunehmen.

- Auch Konzentrations- und Entspannungsübungen wie autogenes Training können hilfreich sein.

- Nutzen Sie das Bett nicht zum Arbeiten, Essen oder Fernsehen. Das hilft, damit Ihr Körper diesen Ort nur mit Schlaf und Entspannung in Zusammenhang bringt.

- Schalten Sie mindestens 60 Minuten vor dem Zubettgehen einen Gang zurück. Der Fernseher hat jetzt Sendepause.

- Ein fest installiertes Telefon anstatt einem tragbaren DECT-Telefon im Haus sowie das Ausschalten von WLAN und Handy über Nacht sorgen für weniger Elektrosmog im ganzen Haus.

- Gestalten Sie Ihr Schlafzimmer gemütlich, damit Sie sich dort wohlfühlen. Räumen Sie Dinge weg, die Sie belasten (liegengebliebene Rechnungen, Schmutzwäsche).

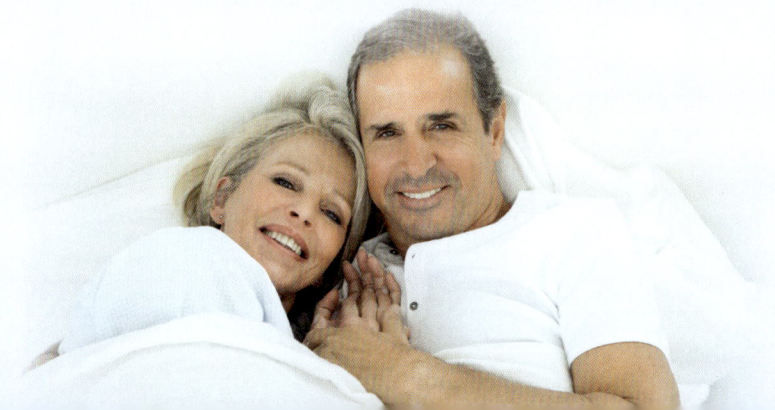

- Achten Sie unbedingt darauf, dass es in Ihrem Schlafzimmer absolut dunkel ist. Ansonsten nutzen Sie bitte eine Schlafmaske.

- Übrigens: Die optimale Schlafzimmertemperatur liegt bei 15 bis 18 Grad.

- Vitamin B12 kann den Schlaf verbessern.

- Nikotin triggert Enzyme, die Melatonin abbauen. Ein Grund mehr, um mit dem Rauchen aufzuhören.

- Verzichten Sie auf Flourid in Zahnpasta. Flour führt zu einer Verkalkung der Zirbeldrüse. Die Ausschüttung von Melatonin wird dadurch stark eingeschränkt. Durch Einnahme von Vitamin K2 über einen längeren Zeitraum kann die Kalzifizierung der Zirbeldrüse sehr wahrscheinlich wieder rückgängig gemacht werden.

- Entzündungen im Körper reduzieren Tryptophan und Serotonin. Bei entzündlichen Erkrankungen wie Arthritis mehr antientzündliche Stoffe wie Polyphenole, Vitamin D3, Vitamin E, Pycnogenol, Weihrauchextrakt, Kurkuma, Omega-3-Fette etc. einnehmen.

- Eine Borreliose kann den Schlaf ebenfalls sehr beeinträchtigen. Sowohl der Tiefschlaf als auch die REM-Phase werden verkürzt.

- Schlafstörungen können auch durch eine schlechte Darmflora hervorgerufen werden. Auch Darmbakterien regulieren den circadianen Rhythmus. Bei Verdacht hierauf eine Stuhluntersuchung machen lassen und mit Mikrobiotika wieder eine gesunde Darmflora aufbauen.

- Eine Leberfunktionsstörung kann den Schlaf ebenfalls beeinträchtigen. Hier macht eine Untersuchung der Leberwerte Sinn. Bei schlechten Leberwerten kann Mariendistel helfen.

- Warme Füße sind eine weitere Voraussetzung für guten Schlaf. Eine Wärmflasche, Kneippsche Anwendungen oder ein ansteigendes Fußbad können hier helfen.

- Stress wird oft als „Schlafräuber Nr. 1" bezeichnet. Egal wo der Stress herkommt: Von Sorgen, erhöhter Arbeitsbelastung, aus zwischenmenschlichen Beziehungen, von einem psychischen Trauma oder von einem Mobilfunksender - die körperlichen Mechanismen sind immer die gleichen. Die Stresshormone Adrenalin und Noradrenalin werden vermehrt ausgeschüttet. Auch der Cortisolspiegel steigt. Bei chronischem Stress wird die Nebenniere geschädigt. Hier können adaptogene Pflanzen helfen. Dazu gehören u.a.: Rosenwurz (Rhodiola rosea), Ginseng, Ashwagandha (Schlafbeere) und chinesischer Raupenpilz (Cordyceps). Bekanntlich unterstützt auch Bewegung und Entspannung den Abbau von Stresshormonen. Auch Serotonin baut diese vermehrt ab.

Natürliche und alternative Schlafmittel

In den letzten Jahren haben wir einen beispiellosen Anstieg der Verwendung von Naturheilmitteln zur Behandlung aller Arten von Beschwerden festgestellt. Verbraucher, die der Schulmedizin gegenüber kritischer geworden sind, finden eine Fülle von Möglichkeiten, wenn es um alternative Medikamente geht. Es ist allerdings wichtig, ausreichend informiert zu sein.

Viele natürliche Produkte scheinen gut zu sein, aber ihr Missbrauch kann zu ernsthaften medizinischen Problemen führen. Die folgende Liste beschreibt kurz die beliebtesten alternativen Produkte gegen Schlaflosigkeit.

Baldrian

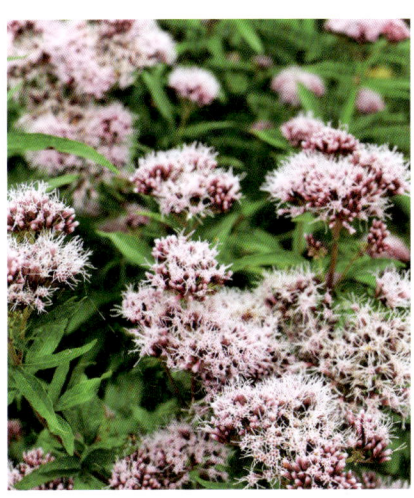

Vom Baldrian (Valeriana officinalis) werden hauptsächlich die Wurzeln in Form von Tinkturen und Tabletten für medizinische Anwendungen verwendet. Diese werden für die Behandlung von Schlaflosigkeit und Angstzuständen verkauft. Baldrian hat eine lange Geschichte und wurde bereits im alten Rom und im antiken Griechenland verwendet. Im Zweiten Weltkrieg nahmen es Menschen, um während der Luftangriffe die Nerven zu beruhigen.

Es wird angenommen, dass sein Nutzen aus der Zunahme der GABA Menge im Gehirn resultiert, die eine Verlangsamung der Gehirnaktivität bewirkt. Die Bezeichnung GABA steht für den Neurotransmitter Gamma-Aminobuttersäure. GABA wirkt entspannend, schmerzstillend und blutdruckstabilisierend.

Außerdem besitzt GABA eine schlaffördernde Wirkung. Trotz der langen Nutzungsgeschichte zeigen Studien zur Messung der klinischen Vorteile von Baldrian wenig Transparenz. Dies ergibt sich wahrscheinlich aus der mangelnden Beständigkeit in Zubereitungen und Dosierungen, die eingenommen werden. Das wiederum macht es schwierig, die Ergebnisse einer Studie mit einer anderen zu vergleichen oder zu bewerten. Nebenwirkungen können sich aus der möglichen Wechselwirkung mit Benzodiazepinen, Epilepsie-Medikamenten, Barbiturate und Alkohol ergeben. In jedem Fall scheint die Baldrianwurzel die damit verbundenen beruhigenden Wirkungen zu verstärken.

Zunehmend werden rezeptfreie Präparate auf der Basis von Antihistaminika mit Baldrian kombiniert, um den Produkten ein natürlicheres Profil zu verleihen. Allein eingenommen, hängt die Dosierung von Baldrian wirklich von der verwendeten Zubereitung ab. Zum Beispiel kann die Dosis zwei Gramm Wurzel sein, wenn es in kochendem Wasser zubereitet wird, aber viel weniger, wenn eine gereinigte Form als Kapsel genommen wird.

Kava Kava

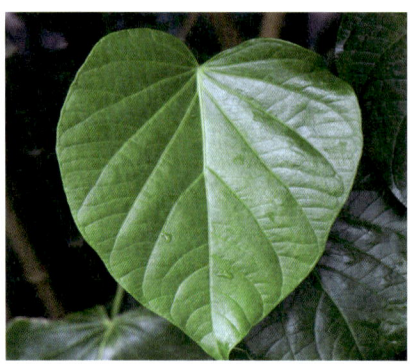

Die Wirkstoffe dieser Pflanze, Kavalactone genannt, wirken anxiolytisch, d. h. sie lindern Angst- und Spannungszustände. Die Dosierungsempfehlung der Experten variiert je nach Methode der Verwendung von nur 60 bis 120 mg bei Angst- und Spannungszuständen bis mehr als 1.000 mg bei Schlaflosigkeit.

Kava stammt von der Pflanze Piper Methysticum. Sicherheitsbedenken, insbesondere bei höheren Dosierungen, beinhalten die Möglichkeit der Kava-Dermopathie, einem Zustand schuppiger Haut, vor allem auf den Handflächen und Fußsohlen. Kava-Kava-Extrakt muss mit Vorsicht verwendet werden. Berichte über Lebertoxizität führten zum Verbot des Verkaufs von Kava Kava in Kanada sowie vielen europäische Ländern. In Deutschland sind Kava Kava-Produkte wegen möglicher Leberschädigungen nicht mehr erhältlich.

Johanniskraut

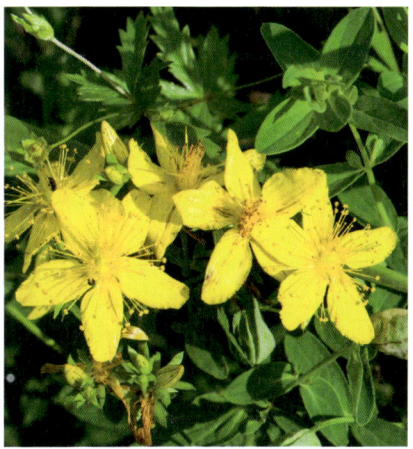

Johanniskraut (Hypericum perforatum) ist eine weit verbreitete Behandlung bei Depressionen und Angstzuständen, und es gibt auch Berichte, dass es bei Schlaflosigkeit hilft.

Die Dosierung von Johanniskraut variiert abhängig von der verwendeten Form. Die Pflanze enthält eine Reihe von Verbindungen, einschließlich Hypericin und Hyperforin.

Johanniskraut kann helfen, die Depression zu lindern, indem es den Abbau von Serotonin im Gehirn verhindert. Eine Reihe von Studien in Europa unterstützte die Wirksamkeit von Johanniskraut ohne die negativen Nebenwirkungen, mit denen Antidepressiva in Verbindung gebracht werden.

Eine neuere Studie, die am National Institute of Health [NIH] in den Vereinigten Staaten durchgeführt wurde, belegt die mangelnde Wirksamkeit von Johanniskraut bei schweren Formen von Depression. Diese Art von Depressionen wird durch eine Reihe von signifikanten Symptomen gekennzeichnet, welche kontinuierlich für zwei Wochen oder länger andauern.

Johanniskraut interagiert mit vielen Medikamenten und sollte von denjenigen vermieden werden, die sich einer Krebsbehandlung mit Chemotherapie oder einer Organtransplantation, die Immunsuppressiva erfordert, unterziehen. Johanniskraut kann die Wirksamkeit dieser Medikamente reduzieren.

Wenn Sie Blutverdünner, Asthmapräparate, Herzmedikamente und Immun-Supressiva einnehmen, sollten Sie auf Johanniskraut verzichten. Die Pflanze erhöht auch die Lichtempfindlichkeit der Haut - d.h. man bekommt schneller einen Sonnenbrand.

Melatonin

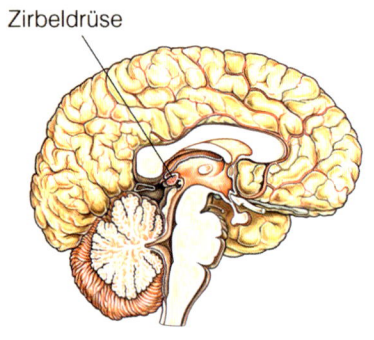

Zirbeldrüse

Das Hormon Melatonin, oft als „Schlafhormon" bezeichnet, wird in der menschlichen Zirbeldrüse synthetisiert. Von dort wird es in das Blut und die Rückenmarksflüssigkeit abgegeben. Seine Sekretion wird durch Dunkelheit stimuliert und dient zur Regulierung des zirkadianen Rhythmus' und dem Schlafmuster des Körpers. Es wird endogen aus Tryptophan produziert, das erst in 5-Hydroxytryptophan, dann in Serotonin und dann zu N-Acetylserotonin umgewandelt wird, bevor es am Ende zu Melatonin wird. In seiner natürlichen Form kann es an anderen Funktionen, einschließlich dem Wachstum, der Hormonsekretion, sexueller Reifung, sexueller Aktivität, Schmerzkontrolle, Regeneration und dem Immunsystem beteiligt sein.

Wenn ein Melatonin-Mangel besteht, zeigt sich dieser insbesondere durch Schlafstörungen, die sich in Form von Einschlaf- und Durchschlafstörungen äußern, aber auch durch eine zu kurze Schlafdauer. In USA und Kanada ist Melatonin als Schlafmittel frei verkäuflich, auch in höheren Dosierungen von 5 mg und mehr. In Deutschland darf Melatonin nur in einer täglichen Dosis von maximal 1 mg pro Tag frei verkauft werden.

Schlafprobleme und eine Veränderung des Schlaf-Wach-Rhythmus gelten als Hauptsymptome eines Melatonin-Mangels. Jedoch können weitere Beeinträchtigungen hinzukommen wie etwa ein geschwächtes Immunsystem, Stimmungsschwankungen und Konzentrationsstörungen. Da Melatonin in Serotonin umgewandelt wird haben depressive Menschen häufig einen Mangel an Melatonin und logischerweise auch Schlafstörungen. Nicht selten entsteht aus einer manifesten Schlafstörung eine Depression.

Ab der Pubertät nimmt die körpereigene Melatonin-Produktion kontinuierlich ab, sodass mit zunehmendem Alter die Melatonin-Versorgung geringer wird. Ab einem Alter von 50 Jahren liegt der Melatonin-Spiegel nur noch bei ungefähr der Hälfte der ursprünglichen Mengen. Besonders die verkürzte Schlafdauer sowie Ein- und Durchschlafstörungen machen älteren Menschen zu schaffen, aber auch die im Alter häufig vorkommende geschwächte körperliche Abwehr resultiert mitunter aus einem Schlafmangel und damit einer verminderten Regeneration in der Nacht.

Melatonin ist auch als hilfreiches Mittel bei Jetlag bekannt geworden. Menschen, die viel mit dem Flugzeug unterwegs sind, kennen das Phänomen. Es tritt auf, wenn in kurzer Zeit mehrere Zeitzonen durchflogen werden. Die Zirbeldrüse, die als Melatonin-Hauptproduzent und Dirigent für den Tag-Nacht-Rhythmus zuständig ist, wird hierdurch aus dem Gleichgewicht gebracht und braucht ihre Zeit, sich an den neuen Rhythmus anzupassen. Um einen Jetlag abzumildern, kann Melatonin eine gute Hilfe sein, insbesondere wenn man als Vielflieger oder Flugpersonal unterwegs ist. Studien konnten zeigen, dass sich die Anpassung des Tag-Nacht-Rhythmus an die neue Umgebung durch Einnahme von Melatonin beschleunigen kann.

Bisherige Studien und die Fachliteratur zeigen, dass Melatonin auch wirkungsvoll vor freien Radikalen schützt und dadurch ein höchst effektives Mittel zur Verlangsamung von Alterungsprozessen ist. Auf dem Weg vom Teenager zum Senior sinkt wie bereits erwähnt die körpereigene Produktion von Melatonin um rund 50 Prozent. Nebst Glutathion, Katalase und SOD zählt Melatonin zu den stärksten körpereigenen Antioxidantien.

Im Unterschied zu den meisten anderen Antioxidantien ist es fett- und wasserlöslich, was zu einem umfassenderen Schutz vor zellschädigenden freien Radikalen führt.

Melatonin und Krebs

Diverse Studien haben erforscht, welchen Einfluss Melatonin auf die Behandlung und Vorbeugung von Krebs hat. Wir wissen, dass Regeneration, oxidativer Schutz (vor allem der Mitochondrien) und erholsamer Schlaf eine heilende Wirkung haben. Schon die Ärzte in der Antike kannten den Heilschlaf.

In den 1990-er Jahren hat sich Melatonin als eine hoffnungsvolle Waffe in der Prophylaxe, aber auch in der Behandlung von Krebs, einen Namen gemacht. Nicht alles, was man sich zunächst erhoffte, stellte sich im Nachhinein tatsächlich ein. Dennoch zeigte sich in zahlreichen Versuchsreihen eine Reduzierung von bestimmten Krebszellen.

In diesem Zusammenhang erscheint eine im Juli 2014 in der Fachzeitschrift „Cancer Research" veröffentlichte Studie von Robert Dauchy (Tulane University New Orleans) interessant, bei der festgestellt wurde, dass ein hoher Melatonin-Spiegel Wachstumsmechanismen bei Brustkrebszellen ausschalten kann.

Die Autoren Pierpaoli und Regelson haben ein umfangreiches Buch über das Schlafhormon geschrieben. Es trägt den Titel: *„Melatonin – Schlüssel zu ewiger Jugend, Gesundheit und Fitness"*. Ewige Jugend ist natürlich übertrieben, aber das Buch berichtet über spannende Fakten und wichtige Studien. Aus zahlreichen Forschungen ist bekannt, dass der Einfluss von Melatonin auf die körperliche Abwehr von großer Bedeutung ist. Ein verminderter Melatonin-Spiegel im Blut führt zu einer Einschränkung des Immunsystems.

Als besonders interessant erscheint der Einfluss von Melatonin auf die T-Helferzellen, denn diese sind mit Melatonin-Rezeptoren ausgestattet. Dies ist ein bedeutsamer Hinweis darauf, dass die T-Helferzellen Melatonin benötigen, um ihr Wirkspektrum optimal entfalten zu können. Darüber hinaus werden die sogenannten NK-Zellen, die auch als natürliche Killerzellen bezeichnet werden, aktiviert, sodass sich durch Melatonin deren Anzahl erhöht. Dies ist im Hinblick auf entartete Körperzellen und virusinfizierte Zellen von großer Bedeutung und eine mögliche Erklärung dafür, warum sich Melatonin bei bestimmten Krebsarten günstig auswirken kann.

Melatonin ist für viele Personen mit Schlafstörungen sehr hilfreich geworden, weil es für die Rückkehr erholsamer Nachtruhe gesorgt hat. Dies ist zumindest bei Schlafstörungen der Fall, die auf einen Melatonin-Mangel zurückzuführen sind. Der Nutzen von Melatonin bei Schlafstörungen zeigte sich in Untersuchungen besonders effektiv bei Personen ab 55 Jahren.

Dabei sorgt Melatonin als natürliche Einschlafhilfe zu einer Verkürzung der Einschlafphase. Im Vergleich zu mehreren herkömmlichen Schlafmedikamenten bleiben bei vielen Anwendern lästige Nebenwirkungen wie etwa Morgenmüdigkeit, eine morgendliche Anlaufphase, Tagesschläfrigkeit sowie ein mögliches Suchtpotenzial aus. Am besten ist natürlich das Melatonin, das Ihr Körper selbst produziert. In diesem Buch bekommen Sie hierzu viele Tipps.

Melatonin ermöglicht einen natürlichen Schlaf ohne Risiko der Abhängigkeit. Genau jene Probleme, die viele in Behandlungen gegen Schlaflosigkeit haben.

In den letzten Jahren wurde weltweit synthetisches Melatonin als Alternative zu Schlafmitteln populär. Das Problem bei Melatonin ist die richtige Dosierung, was am einfachsten im Zusammenhang mit der Pharmakokinetik von Melatonin zu erklären ist. Melatonin hat eine sehr kurze Halbwertzeit (die Zeit, die der Körper benötigt, um es zu metabolisieren und die halbe Umlaufmenge loszuwerden) von nur 30 bis 50 Minuten. Diese kurze Halbwertzeit und die Tatsache, dass Melatonin nur in einer dunklen Umgebung produziert wird, bedeutet: Seine Wirkung geht sehr schnell verloren, sobald wir Licht sehen. Unter normalen Umständen produziert das Gehirn nachts Melatonin, welches Schlaf induziert. Sobald es in der Umgebung hell wird, wird es schnell wieder beseitigt, da der Körper davon ausgeht, dass es nicht mehr benötigt wird.

Synthetisch hergestelltes Melatonin funktioniert natürlich nicht innerhalb der normalen Schlafchemie des Gehirns, da es nicht im Laufe der Nacht kontinuierlich vom Gehirn produziert wird. Folglich ist eine höhere Dosierung - viel höher als der Körper auf eigene Faust produzieren würde - nötig und es wird im Laufe der Nacht abgebaut. Die Probleme treten auf, wenn zu wenig gegeben wird und Sie mitten in der Nacht aufwachen oder wenn zu viel gegeben wird und Sie am nächsten Morgen einen Kater-Effekt haben. Es überrascht nicht, dass die vorgeschriebene Dosierung von Melatonin bei der Einnahme vor dem Schlafengehen stark variiert, 0,1 mg bis 10 mg oder sogar mehr. Wenn Sie synthetisch hergestelltes Melatonin ausprobieren möchten, sollten Sie mit der Dosierung und dem Zeitpunkt der Einnahme experimentieren.

Für viele bietet Melatonin eine einzigartige Methode zur Behandlung von Schlaflosigkeit. Es ist sicherlich besser als die meisten frei verkäuflichen Medikamente. Trotzdem muss man sich der zugrundeliegenden Produktphysiologie bewusst sein und darf nicht während der Experimentierphase zu viel einnehmen. Es scheint bequem zu sein, den Prozesses einfach zu umgehen und hohe Dosierungen von Melatonin dem Körper bereitzustellen, damit er Schlaf erzeugt.

Da man so allerdings die normale Schlafphysiologie ignoriert, kann synthetisches Melatonin auf Dauer zu Problemen führen. Bei der kurzfristigen oder episodischen Verwendung scheint Melatonin nicht schädlich zu sein.

Was bewirkt Melatonin?

- Es lässt uns besser schlafen
- Melatonin stimuliert regenerative Prozesse in den Mitochondrien
- Es verbessert die Blutfettwerte und senkt das oxidierte Cholesterin
- Melatonin verbessert das Immunsystem in mehrfacher Hinsicht:
  - Hält Infektionen in Schach
  - Verstärkt die Aktivität der NK-Zellen (natural-killer-cells)
  - Erhöht Interleukin 2 und 4
- Das Tumorwachstum von geschlechtshormonabhängigen Tumoren kann mit Melatonin deutlich verringert werden.
- Melatonin stimuliert Pinolin. D.h. die Motivationshormone Dopamin, Serotonin und Noradrenalin werden langsamer abgebaut. Pinolin erhöht auch die körpereigene Substanz DMT (Dimethyltryptamin), die uns besser träumen lässt.
- Melatonin übt einen positiven Einfluss auf den Hippocampus aus. Das verbessert unser Lern- und Erinnerungsvermögen.
- Melatonin stimuliert die Insulinsekretion der Pankreas-Beta-Zellen
- Es wirkt auch leberschützend
- Melatonin ist neben Glutathion das stärkste körpereigene Antioxidans, um Zellen die DNA und die Mitochondrien zu schützen.

Quelle: Bionische Regeneration / Ulrich Warnke / Arkana Verlag 2017

In dem Nahrungsergänzungsmittel Zenbev ist pro Messlöffel ein Milligramm pflanzliches Melatonin enthalten. Es wird aus Reis, Alfalfa und Chlorella-Extrakt gewonnen. Das ist super für die Einschlafphase.

Das natürliche Tryptophan in Verbindung mit Dextrose sorgt dann dafür, dass in der Nacht weiterhin körpereigenes Melatonin erzeugt wird.

L-Tryptophan

Synthetisch hergestelltes Tryptophan hat eine lange Geschichte, die oben bereits angesprochen wurde. In den meisten Ländern ist es aus Sicherheitsbedenken verboten, aber es ist immer noch in einigen wenigen Ländern auf Rezept erlaubt. Wenn Ihnen Ihr Arzt Tryptophan empfiehlt, achten Sie darauf, eine möglichst niedrige Dosierung zu nehmen.

Der Einnahmezeitpunkt und die Ernährung sollten so sein, dass Tryptophan auch den Weg ins Gehirn findet. Also, wenn pharmazeutisches Tryptophan die beste Wahl für Sie ist, dann nehmen Sie es in Kombination mit einem Vitamin-B-Komplex und Zink. Das ist vor allem bei Erschöpfung, Stress und Burn-out ziemlich wichtig, da das Tryptophan zuerst vom Körper aus dem Vitamin B_3 metabolisiert wird.

Dies ist vielleicht keine schlechte Sache, aber ein besserer Ansatz ist es, 25-50 mg Niacin oder 25-50 mg Niacinamid (beides Formen von B_3) einzunehmen. Auch ein Vitamin B-Komplex mit allen B-Vitaminen kann hilfreich sein. Dadurch wird sichergestellt, dass Ihr Körper dem Gehirn nicht das Tryptophan raubt, das Ihrem System zugefügt wurde.

Es ist nach wie vor wichtig, auf mögliche Risiken zu achten. Die Cochrane Gruppe ist eine internationale, unabhängige Vereinigung von Wissenschaftlern, die die Wirksamkeit und Nebenwirkungen von Gesundheitsbehandlungen bewertet. Sie überprüfte kürzlich die Behandlung mit Tryptophan. Sie warnte davor, dass bis die Gründe für das EMS geklärt sind, Patienten über dieses potenzielle Risiko informiert werden sollten.

5-Hydoxytryptophan

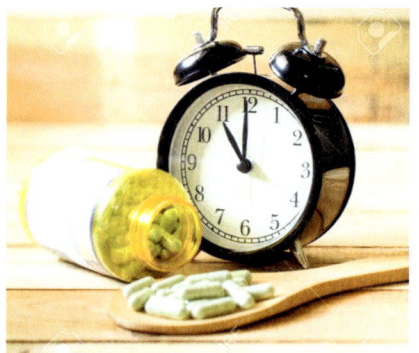

Kürzlich wurde 5-Hydroxytryp-tophan [5-HTP] als Alternative zu L-Tryptophan populär und ist derzeit in Reformhäusern und Drogerien in verschiedenen Ländern verfügbar, in denen der Vorläufer nicht verkauft werden darf. 5-HTP ist ein Derivat (Abkömmling) von Tryptophan. Die Wirkungsweise ist im Ergebnis nicht die gleiche wie bei Tryptophan. Bei der Aufnahme muss Tryptophan zuerst zu 5-HTP hydroxyliert und dann zu Serotonin decarboxyliert werden. Der Großteil dieses Metabolismus findet im Gehirn statt.

Im Gegensatz zu Tryptophan wird 5-HTP sofort zu Serotonin metabolisiert, sobald es in der Darmwand absorbiert wird. Dem Körper werden somit zwei Stoffwechselschritte erspart. Achtung: Jetzt wird es sehr biochemisch. Ich habe mich aber trotzdem bemüht, es verständlich zu formulieren.

Der Grund für die schnelle Umwandlung von 5-HTP zu Serotonin im Darm ist das Vorhandensein eines Decarboxylase-Enzyms innerhalb der Darmwand. Dort wird dann 5-HTP in Serotonin umgewandelt. Dieser Anstieg von Serotonin in der Darmwand führt zu einer erhöhten Darmbeweglichkeit. Diese wiederum kann zu Übelkeit, gelegentlichem Erbrechen, Durchfall und vermehrten Blähungen führen. 5-HTP kann auch Nachteile mit sich bringen. Eine magensaftresistente Beschichtung kann die Schwere dieser Probleme reduzieren, aber nicht beseitigen. Der Grund: 5-HTP muss durch die Darmwand absorbiert (aufgenommen) werden. Magensaftresistente Beschichtung hin oder her: Nur durch die Absorbierung wird es in Serotonin umgewandelt.

Auf der anderen Seite kann Tryptophan nicht im Darm zu Serotonin decarboxyliert werden, da es noch nicht hydroxyliert ist und daher vor dem Decarboxylierungs-Enzym geschützt ist. Klingt jetzt ziemlich kompliziert.

Einfacher ausgedrückt: Durch 5-HTP kommt es nur zu einem geringen Anstieg des Serotoninspiegels im Darm. Die Erhöhung von Melatonin ist somit ebenfalls beschränkt.

Zenbev® Getränkepulver

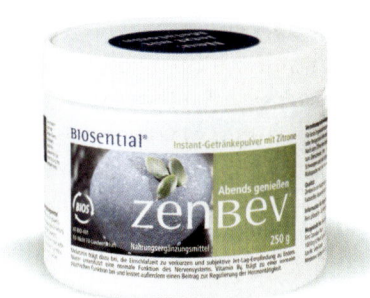

Zenbev ist ein Lebensmittel, das aus der naturheilkundlichen Sichtweise der medizinischen Wissenschaft entwickelt wurde. Sein Hauptbestandteil, entöltes Kürbiskernmehl, ist eine natürliche Quelle von Tryptophan, die verwendet werden kann, um Schlaflosigkeit und Angst auf natürliche Weise zu behandeln.

Der Name Zenbev ist abgeleitet von dem Begriff „Zen", der einen Zustand von Harmonie bzw. Ausgeglichenheit beschreibt und von „Beverage", dem englischen Wort für Getränk. Zenbev gibt es in den Geschmacksrichtungen Zitrone und Schoko. Die Kürbiskerne sind entölt (was sehr wichtig ist) und fein vermahlen. Morgens getrunken erhöht es den Serotoninspiegel und abends den Melatoninspiegel im Blut. Es funktioniert innerhalb der natürlichen Biochemie des Gehirns, um eine Quelle von Nahrungs-Tryptophan bereitzustellen, die unser Körper sehr gut verwerten kann und die die Blut-Hirn-Schranke überwindet. Es stellt dem Gehirn die Materialien für die natürliche Produktion von Serotonin (in Gegenwart von Licht) und Melatonin (in Abwesenheit von Licht) zur Verfügung.

Aufgrund seiner natürlichen Form ist das Instant-Getränkepulver Zenbev nicht mit den Schwierigkeiten belastet, die mit synthetischem Tryptophan oder 5-HTP verbunden sind. Außerdem wird es nicht direkt in der Darmwand zu Serotonin metabolisiert und vermeidet dadurch die Magen-Darm-Beschwerden, die mit 5-HTP assoziiert sind.

Das Tryptophan in Zenbev ist nicht isoliert, sondern Bestandteil einer natürlichen Eiweißverbindung. Dadurch ist es vor dem sauren Mageninhalt geschützt und wird langsam resorbiert. Die langsame Freigabe bietet eine viel längere Wirkungsdauer, die einzigartig bei natürlichen Schlafmitteln ist und hohe Dosierungen unnötig macht. In einer Studie wurde die Wirksamkeit von Zenbev Getränkemix mit synthetischem Tryptophan und einem Placebo verglichen. Zenbev ist laut dieser Studie hoch effektiv bei Einschlaf- und Durchschlafstörungen. Auch die weltweit seit über 15 Jahren gesammelten Erfahrungen zeigen in die gleiche Richtung.

Tipps für die Einnahme von Zenbev

Die Handhabung ist einfach. Man rührt ein bis zwei Messlöffel Pulver in Wasser, Tee oder Saft und trinkt diese Mischung eine halbe bis eine Stunde vor dem Zubettgehen. Besser ist es, wenn die Flüssigkeit warm ist. Zenbev Schoko schmeckt am besten in warmer Milch. Um das individuelle Optimum zu erzielen, kann man nach etwa drei Tagen bei Bedarf um einen Messlöffel erhöhen. Wer seine optimale Dosierung gefunden hat, sollte immer wieder Pausen einlegen. Klinische Studien haben gezeigt, dass auf fünf Nächte mit Zenbev eine zweitägige Pause sinnvoll ist, ohne dass die Wirkung nachlässt. Normalerweise schlägt Zenbev relativ schnell an. Bei massiven Schlafproblemen kann es allerdings eine Weile dauern, bis sich etwas zum Positiven verändert. Sprich, bis Sie nachts gut schlafen und tagsüber fit sind.

Bei Neigung zu Depression, Unruhe- und Angstzuständen können Sie Zenbev auch tagsüber nehmen. Dann wird aus dem Tryptophan vermehrt das Glückshormon Serotonin gebildet, das für gute Laune sorgt und den Appetit regelt. Menschen, die an Depressionen leiden, haben durchschnittlich einen um 50 Prozent niedrigeren Serotonin-Spiegel im Blut. Serotonin hat übrigens auch eine stark anti-entzündliche Wirkung. Mit anderen Worten: Bei entzündlichen Erkrankungen (zum Beispiel Fibromyalgie) ist es ebenfalls sinnvoll täglich Zenbev zu genießen. In England wird das spezielle Kürbiskernpulver daher offiziell von der Selbsthilfegruppe Fibromyalgie-Erkrankter empfohlen. Mit der Einnahme des Getränkepulvers Zenbev schlagen Sie also gleich mehrere Fliegen mit einer Klappe: Sie schlafen besser ein und durch, wachen morgens frisch und erholt auf, fühlen sich tagsüber entspannter als zuvor, sind weniger anfällig für Krankheiten und bleiben länger jung.

Erfahrungen mit Zenbev

Zenbev wirkt sehr gut in stressigen Phasen. Man kommt zur Ruhe, kann einschlafen und die Wirkung hält auch noch am nächsten Tag an.
Schön, dass es etwas Natürliches gibt, das wirklich hilft. Nur positive Nebenwirkungen.

Rosina W., Amberg

Zenbev hat eine sehr beruhigende Wirkung und lässt mich besser einschlafen. Auch im Geschmack ist es für mich ideal. Ich werde es weiterempfehlen.

Friedrich B., Warendorf

Selbst ein geregelter Lebensrhythmus garantiert keinen ausgeglichenen Schlaf. Bevor ich Zenbev noch nicht kannte, fiel es mir nicht leicht, die entspannte Nachtruhe zu finden. Ich lag lange wach, auch Mitten in der Nacht – schweres Einschlafen auch ohne Sorgen. Habe nie Schlafmittel in meinem Leben eingenommen. Das natürliche Zenbev hat alles verändert und verbessert.
Nehme am Abend 1 Meßlöffel vom Instant-Getränkepulver mit Kakao in warmem Hafertrunk zu mir. Ein purer Genuß!
Mein Nervensystem fühlt sich danach bald entspannt, leicht schläfrig und der Rest läuft für die Nacht und den erwünschten Schlaf wie von selbst.

Sabine Sch., Bissendorf

Da in Zenbev Tryptophan (Baustein für Serotonin) enthalten, geht es uns Früh und Abend (Nacht) viel besser. Wir fühlen uns einfach gut.

Lydia G., Schwabach

Meine Erfahrungen mit Zenbev sind sehr positiv. Ich meine wirklich besser zu schlafen.

Silvia R., Bad Waldsee

Nach dem Tod meines Mannes hatte ich große Schlafprobleme. Zenbev wurde mir von meinem Sohn empfohlen, der infolge seiner geschäftlichen Reisen nach USA und Asien auch Probleme hat und mit Zenbev gut klar kommt.
Von Anfang an spürte ich während des Tages, dass ich ruhiger werde. Nach 3 Wochen wurde auch der Schlaf spürbar besser.
Inzwischen nehme ich Zenbev 2 Mal pro Woche. Sobald ich wieder unruhig werde, nehme ich Zenbev 2-3 Mal in Folge und es ist alles wieder gut.

Ellen T., Baden-Baden

Wenn ich am Abend merke, dass ich angespannt bin weil ich Vieles verarbeiten muss was am Tag passiert ist, oder der nächste Tag bringen wird, nehme ich eine ½ Stunde vor dem Schlafen – 2 Teelöffel Zenbev in heißer Milch. Ich habe dann das Gefühl, ich werde ruhiger und kann besser einschlafen.

Gunda B., Waischenfeld

Seit den Wechseljahren litt ich unter massiven Ein- und Durchschlafschwierigkeiten. Ich habe das Gefühl, dass diese auch durch die Betablocker, die ich nehmen soll, verursacht sind.
Mit der Einnahme von Zenbev ist es deutlich besser geworden. Ich komme eher zu Ruhe und wache nachts seltener auf.
Bei Nervosität am Tag greife ich auch zu Zenbev. Es beruhigt und ich kann die täglichen Anforderungen besser bewältigen – und das ganz ohne Nebenwirkungen. Ich kann es nur empfehlen.

Anna Maria B., Heppenheim

Nach der Einnahme von Zenbev fühlte ich mich nach dem guten Nachtschlaf richtig ausgeruht und fit für den Tag. Meine Gedanken waren auch sehr positiv. Da ich in einer Trennungsphase war, hat mir das Produkt sehr geholfen. Durch einen erholsamen Schlaf, ist man am Tag auch leistungsfähiger. Man fühlt sich auch richtig gut.

Annett H., Hob a. N.

Wenn mein Mann und ich das Zenbev einnehmen schlafen wir besser durch ohne aufzuwachen.
Man fühlt sich am nächsten Tag erholt. Ebenfalls nahm ich Zenbev während des Tages, als ich eine schwere Zeit durchmachte.
Unser Sohn (15 Jahre) nimmt Zenbev und fühlt sich gut am Morgen. Er wachte nachts oft auf und lag zwei Stunden wach. Nachdem er Zenbev eingenommen hat, ist er ein glücklicher Teenager am Morgen. Dieses Produkt schmeckt zwar gewöhnungsbedürftig aber es funktioniert!

Barbara T., Landshut

Abends eingenommen hält die Wirkung von Zenbev bei mir für ca. 5-6 Stunden. Da ich mehr Durchschlaf- als Einschlafprobleme habe, nehme ich Zenbev meist in den Morgenstunden, an den Tagen an denen ein Ausschlafen möglich ist.

Ricarda H., Cottbus

Nachdem ich große Einschlaf- und Durchschlafprobleme hatte, konnte ich endlich nach einmaliger Einnahme sechs Stunden durchschlafen. Ich musste nicht mal zur Toilette. Das war für mich eine Sensation!
Jetzt nehme ich Zenbev jedes Mal und schlafe wunderbar. Ich bin dann auch ausgeschlafen, selbst wenn ich Sorgen oder Probleme habe. Auch mein Bekanntenkreis profitiert von Zenbev.

Michaela R., Freilassing

Ich wurde in der Nacht mehrmals wach und konnte nicht mehr einschla-
fen, was tagsüber zum Problem wurde. Schlafmittel kamen für mich nicht
in Frage. Dann entdeckte ich im Katalog Zenbev und probierte es aus. Es
war ein toller Erfolg, ich schlief nachts durch, war am Tage fit und wenn
Schlafstörungen wiederkommen, was schon sehr lange nicht mehr der Fall
ist, greife ich mit Sicherheit wieder auf Zenbev zurück.

Monika H., Neunkirchen

Durch eine Umwelterkrankung leide ich seit Jahren unter Fibromyalgie
und Schlafstörungen. Seit ich abends 1 Teelöffel Zenbev Zitrone (in
warmem Wasser) nehme, kann ich endlich wieder schlafen (auch träu-
men!) und wache morgens nicht mehr so erschöpft auf! Auch die Muskel-
schmerzen sind weniger geworden.
Ein großes Plus an Lebensqualität für das ich sehr dankbar bin. Ich habe
Zenbev bereits weiter empfohlen.
Wichtig: Ich vertrage es auch gut, trotz vieler Unverträglichkeiten.

Karin Sch.-T., Heikendorf

Diät und Schlaf

„Gebt den Leuten mehr Schlaf –
und sie werden wacher sein,
wenn sie wach sind.“

Kurt Tucholsky

Kaffee, Tee, Energy-Drinks & Co.

Auch unsere Ernährungs- und Trinkgewohnheiten, beeinflussen unseren Schlaf. Koffein ist ein bekanntes Beispiel. Viele Leute verstehen, dass sie Schwarz- und Grüntee, Kaffee, Schokolade, heiße Schokolade und Cola-Getränke vor dem Schlafengehen meiden sollten. Aber nur wenige Leute verstehen, wie Koffein das Gehirn beeinflusst.

Das Alkaloid Koffein transportiert im Gehirn Impulse von einem Zentrum zu einem anderen. Das geschieht durch eine Kaskade von Ereignissen, die zu der Erzeugung von zyklischem Adenosinmonophosphat [cAMP] im Inneren der Nervenzelle führt.

Steigerungen von cAMP geben uns das „aufgekratzte" Gefühl, während die Nervenimpulse in unserem Gehirn aus vielen Synapsen feuern. Natürlich benötigt jeder „An-Schalter" auch einen „Aus-Schalter". Verminderte cAMP-Spiegel werden durch eine Familie von Enzymen erreicht, die als Phosphodiesterasen [PDE] bezeichnet werden. Diese zerstören cAMP und somit beruhigen wir uns wieder. Koffein ist als PDE-Hemmer bekannt. Im Wesentlichen bedeutet dies, dass Koffein den „Aus-Schalter" deaktiviert. Die gesteigerte Übertragung von Nervenimpulsen, welche normalerweise ein Ende finden sollte, geht weiter und weiter. Darüber hinaus ist die stimulierende Wirkung von Koffein kumulativ. Sie wissen nicht wirklich, wie viel Koffein Sie mit jeder Tasse Kaffee oder jedem Energie-Drink zu sich nehmen. Schokolade enthält das anregende Alkaloid Theobromin. Es gibt unregelmäßige Abweichungen an Koffein in verschiedenen Produkten, die von den Rohstoffen und der Zubereitung abhängig sind. Das Vermeiden von Koffein ist wichtig, aber nicht nur kurz vor dem Schlafengehen, im Wesentlichen auch den ganzen Nachmittag über. Eine gute Regel ist: Keine anregenden Alkaloide wie Koffein, Teein und Theobromin nach dem Mittagessen.

Alkohol

Alkohol ist ein weiteres Getränk, das den Schlaf beeinflussen kann. Einige Leute verwenden Alkohol als Schlafmittel, indem sie glauben, dass er ihnen hilft einzuschlafen. Alkohol wird Ihnen helfen, schneller zu schlafen, aber dieser wahrgenommene Vorteil wird deutlich von allen negativen Auswirkungen des Alkohols auf die Schlafphasen aufgewogen. Alkohol unterdrückt die Phasen 3 sowie 4 und den REM-Schlaf. Das Ergebnis ist häufiges Erwachen während der Nacht und das Gefühl, dass Sie am nächsten Morgen nicht ausgeschlafen sind. Das soll nicht heißen, dass sich ein oder zwei Gläser Wein negativ auf den Schlaf auswirken. Aber alles, was darüber hinausgeht, kann den Tiefschlaf erheblich stören.

Eiweiß

Tryptophanreiche Lebensmittel zu essen oder zu trinken, wird hin und wieder empfohlen, um den Vorteil eines warmen Glases Milch vor dem Schlafengehen zu erklären. Aber dies ist noch lange keine Garantie dafür, dass der Tryptophanspiegel im Gehirn zunehmen wird. In der Tat, zeigen zahlreiche Studien genau das Gegenteil: Wenn Sie ein Lebensmittel essen, das reich an Tryptophan ist, steigt der Spiegel im Blut, aber im Gehirn fällt er ab.

Dieses Paradoxon wird durch zwei Ereignisse erklärt: Natürliches Tryptophan wird immer begleitet von anderen im Überfluss vorhandenen Aminosäuren. Und diese anderen Aminosäuren sind wirksamer im Wettbewerb um die begrenzten Transportstellen, die Tryptophan ins Gehirn leiten. Diese Faktoren hatte ich bereits an anderer Stelle im Buch erläutert. Die Auswahl der richtigen Protein-Mahlzeiten ist zu Beginn ziemlich schwierig. Viele Menschen wissen, dass Milch reich an Tryptophan ist, aber möglicherweise ist ihnen nicht bewusst, wie Tryptophan genommen werden muss, um Schlaf zu induzieren. Milch enthält etwa 19 mg Tryptophan pro Glas.

Bei chronischen Schlafstörungen können Menschen 200 mg oder mehr an Tryptophan benötigen. Das würde erfordern, schnell elf Gläser Milch zu trinken, um die Einnahme von 200 mg Tryptophan zu erreichen!

Angenommen, jemand war verzweifelt genug, um elf Gläser Milch zu trinken. Stellen Sie sich dessen Enttäuschung vor, wenn ihm erzählt wird, dass zwar sein Tryptophanspiegel im Blut gestiegen ist, aber der im Gehirn sich tatsächlich verringert hat. Denken Sie daran, wenn Tryptophan nicht ins Gehirn gelangt, ist es nicht in der Lage, den Schlafprozess einzuleiten und wird demnach den Melatoninspiegel nicht im Geringsten beeinflussen.

Die Schuldigen sind wiederum die Transporttaxis, die die Aminosäuren in das Gehirn leiten. Nimmt man genug proteinreiches Essen zu sich damit sich der Tryptophanspiegel im Blut erhöht, erhöht sich auch die Menge an anderen Aminosäuren wie Phenylalanin und Tyrosin, die eher anregend wirken. Die Aminosäuren in proteinreicher Kost wie Fleisch, Hülsenfrüchten und Milchprodukten, kommen nicht isoliert vor. So werden auch die anderen, konkurrierenden Aminosäuren ihren Weg in das Gehirn finden und ihren eigenen Spiegel erhöhen. Dies geschieht auf Kosten von Tryptophan.

Kohlenhydrate und Schlaf

Wie wir gesehen haben, ist die Antwort auf das Diätproblem offensichtlich nicht die Aufnahme von Protein, sondern die Kombination von Proteinen und Kohlenhydraten bei jeder Mahlzeit. Die nächste Frage ist, welche Kohlenhydrate sind die besten, um Schlaf zu induzieren? Die Antwort benötigt ein bisschen mehr Verständnis für die verschiedenen Arten von Kohlenhydraten und wann sie gegessen werden sollten.

Kohlenhydrate mit hohem glykämischen Index

Einige Kohlenhydrate, die als hochglykämische Kohlenhydrate bezeichnet werden, induzieren einen raschen Anstieg des Insulinspiegels, was den Anstieg des Tryptophanspiegels im Gehirn beschleunigt. Das kann bei der Behandlung von chronischer Schaflosigkeit hilfreich sein. Beispiele für relativ gesunde Kohlenhydrate mit hohem Index sind Honig und Reis. Normalerweise ist es ratsam, hohe glykämische Kohlenhydrate zu vermeiden. Es ist in der Regel besser, einen niedrigeren, allmählicheren Anstieg des Insulinspiegels zu haben, insbesondere für diejenigen, die an Diabetes leiden oder gefährdet sind an Diabetes zu erkranken.

In den vergangenen Jahren gab es einen Trend in Richtung Diäten mit hohem Proteinanteil, als eine Methode der Gewichtskontrolle. Bekannt wurde diese Diät unter dem Begriff „Low-Carb", also wenig Kohlenhydrate. Zweifellos gibt es Vorteile für diesen Ansatz, doch es gibt auch Nachteile.

Wie Sie jetzt durch den obigen Abschnitt über Protein nachvollziehen können, kann eine proteinreiche Diät tatsächlich die Menge an Tryptophan im Gehirn senken, was zu Schlaflosigkeit führt. Wenn Sie gleichzeitig Kohlenhydrate eliminieren, kann das verfügbare Tryptophan in Ihrem Körper daran gehindert werden ins Gehirn zu gelangen. Mit anderen Worten: Eine Ernährung mit wenig Kohlenhydraten ist gut für die Gewichtskontrolle, kann aber Nachteilig für Ihre Schlafqualität sein. Hier gilt es immer abzuwägen. Die nächsten drei Seiten enthalten Tabellen, um Ihnen dabei zu helfen, ein Protein zu wählen, das reich an Tryptophan ist, sowie passend ein geeignetes Kohlenhydrat mit einem hohen glykämischen Index.

Nahrungsquellen von Tryptophan

Nahrungsquelle	Portionsgröße	Tryptophanmenge
Truthahn /Pute	85 g	184 mg
Lendensteak	85 g	157 mg
Huhn	85 g	156 mg
Sojabohnen	50 g	75 mg
Erdnüsse	20 g	70 mg
Sonnenblumenkerne	20 g	50 mg
Bohnen	50 g	32 mg
Sämige Muschelsuppe	50 g	24 mg
Milch	1 Glas	19 mg
Gemüse Suppe	50 g	3 mg
Orangensaft	1 Glas	1 mg

Quelle: United States Department of Agriculture Nutrient Datenbank

Hochglykämische Kohlenhydrate

Backwaren	Glykämischer Index
Cornflakes	92
Waffel	76
Vollkornmehl	71
Biskuitkuchen	67
Croissant	67
Kleie-Muffin	60
Pizza	60
Haferbrei	58

Getreide	
Vorgekochter Reis	87
Maismehl	68
Vollkornreis	66
Couscous	61
Weißer Reis (Langkorn)	50
Gerste	22

Kekse	
Eierplätzchen	77
Kekse aus Pfeilwurzelmehl	69
Haferflockenkekse	57
Verdauungskekse	55

Cracker	
Reiswaffeln	82
Knäckebrot	74
Roggenknäckebrot	63
Vollkorn Cracker	67
Cracker aus Wasser und Mehl	63

Milchprodukte	Glykämischer Index
Eis	61
Milchschokolade	34
Joghurt (gesüßt)	33
Milch (3,8%)	27
Joghurt (ungesüßt)	14

Obst	
Banane	62
Orange	43
Apfel	40
Aprikose (getrocknet)	31
Grapefruit	25
Kirsche	22
Pfirsich	22

Hülsenfrüchte	
Gebackene Bohnen (Dose)	40
Kichererbsen	31
Linsen	29

Pasta	
Käsetortellini	50
Instantnudeln	47
Linguine (dick)	43
Spaghetti	32

Wenn Sie den Rest dieses Buches lesen, werden Sie sehen, wie wichtig es ist eine Tryptophan-basierte Diät so zu wählen, dass es dem Tryptophan ermöglicht wird ins Gehirn zu gelangen. Diese einfachen, aber grundlegenden Änderungen schaffen die Voraussetzung, tagsüber Serotonin und nachts Melatonin in Ihrem Gehirn zu produzieren.

Die richtige Speisenwahl zur richtigen Zeit

Frühstück

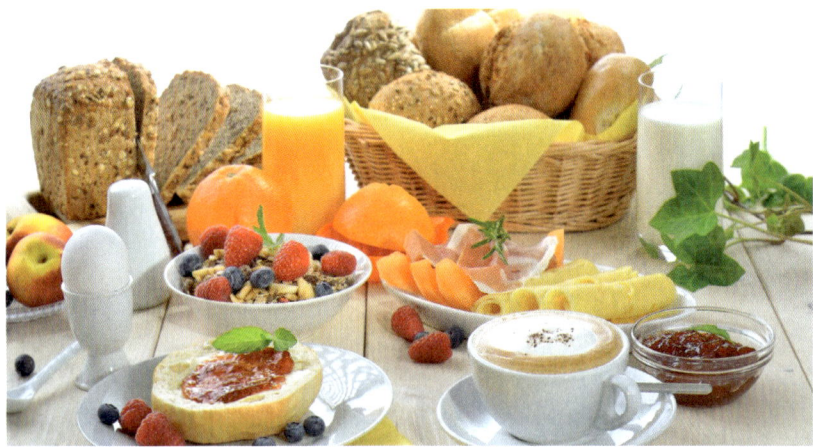

Derzeit wählen die meisten Menschen ein kohlenhydratreiches Frühstück wie Toast, Brot, Brötchen oder Müsli. Der Proteinanteil des Essens ist normalerweise für das Abendessen reserviert. Jetzt, wo Sie die Wichtigkeit einer Ausgewogenheit von Proteinen (reich an Tryptophan) und Kohlenhydraten in Ihrer Ernährung verstehen, können Sie leicht vorhersagen, was passieren wird. Ein kohlenhydratreiches Frühstück führt zu einem schnellen Absturz, ohne das Gefühl von innerer Ruhe, da das verfügbare Tryptophan schnell aufgebraucht ist.

Im Gegenzug wird der Tryptophanspiegel im Gehirn fallen und Sie werden beim Mittagessen das Verlangen nach Kohlenhydraten haben. Mit der Folge: Der Körper verfügt über weniger Energie und zugleich nimmt die innere Unruhe am Nachmittag zu. Vergleichen Sie diese moderne Frühstücksauswahl mit der von Menschen, die in der ersten Hälfte des letzten

Jahrhunderts auf einem Bauernhof gearbeitet haben: Sie lernten, eine ausgewogene Mahlzeit zu sich zu nehmen - reich an Proteinen und Kohlenhydraten. Die Chemie von Tryptophan wurde natürlich nicht verstanden, aber die Menschen wussten intuitiv, dass sie Lebensmittel essen mussten, die Ihnen erlaubten ohne Hunger sowie ohne das Verlangen nach Kohlenhydraten zu arbeiten und unter Druck ruhig zu bleiben. Betrachten Sie ihre Essensauswahl für das Frühstück aus jener Zeit: Fleisch, Eier, Milch, Butter und Brot.

Mittagessen

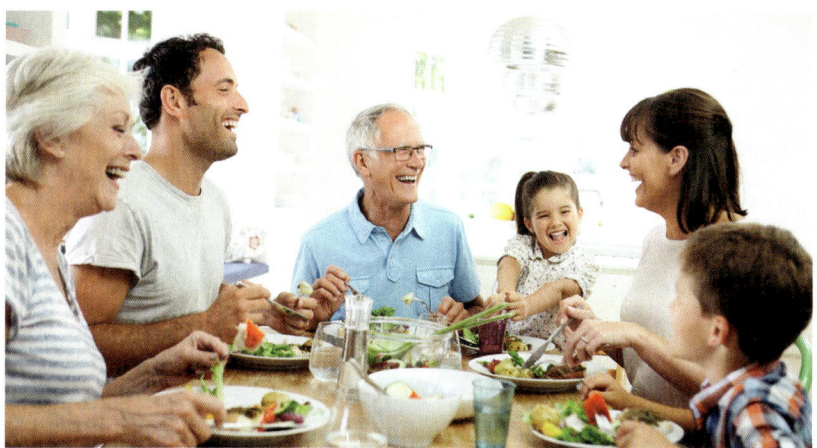

Hier gibt es traditionell Unterschiede zwischen der Land- und der Stadtbevölkerung. Für Menschen auf dem Land ist das Mittagessen meist die Hauptmahlzeit, das aus einer ausgeglichenen Mischung von Proteinen und Kohlenhydraten besteht. Sie verspeisen in der Regel ein kalorienreiches Essen in Form eines warmen Gerichtes und einer kleineren und kalten Mahlzeit zum Abendessen.

Dies ist nicht der Fall bei modernen Stadtmenschen, die mittags eher eine kleinere und kohlenhydratlastige Mahlzeit essen.

Überlegen Sie, was in einem Restaurant passiert. Jemand wird ermutigt, von der „Mittagskarte" zu wählen, auf der kleine Portionen mit geringen Mengen an Protein, aber vergleichsweise große Portionen mit Kohlenhydraten stehen.

Pizza, Nudelgerichte etc. Das Ergebnis dieses Mittagessens ist ein Leistungsabfall gegen 14 Uhr.

Dieses Nachmittagstief wird durch einen Zustand von Nervosität und dem Gefühl k.o. zu sein, gekennzeichnet. Denn der verfügbare Vorrat an Tryptophan ist erschöpft. Wie soll dann der Körper das Wohlfühlhormon Serotonin produzieren? Bei einer ausgewogenen Mahlzeit, die auch ausreichend Proteine enthält, ist das anders. Diese lässt Sie den ganzen Nachmittag lang mit einem guten Energieniveau und ohne Hungerattacken durchhalten.

Abendessen

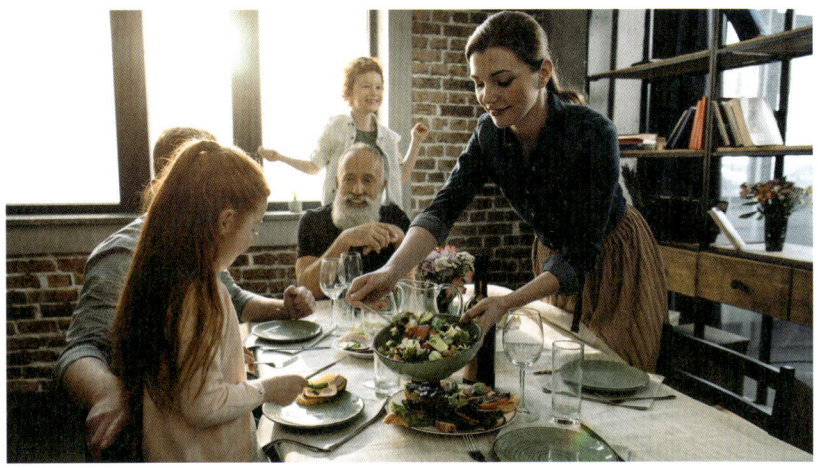

In unserer „modernen" Lebensweise ist die letzte Mahlzeit des Tages oft die Größte und sie enthält in der Regel einen hohen Anteil an Proteinen. Die Gründe für diesen Umstand werden vor allem durch das Tempo unseres geschäftigen Lebens diktiert. Beim Abendessen haben wir endlich Zeit, eine gesunde Fleischportion für uns zu kochen oder zu grillen. Meist ist es die einzige gemeinsame Mahlzeit für eine Familie.

Leider ist das Ergebnis dieser Eiweißbelastung am Abend auch vorhersehbar. Sie haben viel Protein aufgenommen, aber Sie haben jetzt auch die Tryptophan-Gehirntransport-Systeme mit konkurrierenden Aminosäuren überladen, die das Tryptophan davon abhalten ins Gehirn zu gelangen. Das Ergebnis ist ein verminderter Tryptophanspiegel im Hirn, was zu einer Verringerung von Serotonin und wiederum Melatonin führt.

Was ist zu tun?

Jetzt ist es eventuell für Sie offensichtlich, dass viele von uns das Protein-Kohlenhydrat-Gleichgewicht in ihrer Ernährung umstellen müssen. Schon eine kleine Veränderung kann einen großen Unterschied machen. Später in diesem Buch haben wir einige Beispiele von Menüs, die Ihnen bei der Anpassung Ihrer eigenen Ernährung hilfreich sein könnten.

Vielleicht ist der erste und einfachste Schritt, sich bewusst zu machen, wie viele Kohlenhydrate wir am Morgen essen und dann bewusst weniger Kohlenhydrate und etwas mehr Protein zum Frühstück zu sich zu nehmen.

Gute Versorgung Ihres Gehirnes mit Tryptophan!

Wie die vorangegangene Diskussion über Milch ist auch Truthahn oder Pute ein weiteres Beispiel von einer proteinreichen Nahrung, die oft mit Schläfrigkeit in Verbindung gebracht wird. Erinnern wir uns an Bilder vom Thanksgiving-Abendessen in den USA und dessen Nachwirkungen. Der Truthahn ist in der Tat sehr reich an Tryptophan, aber wenn das Fleisch alleine gegessen wird, wie wir jetzt wissen, würde der Tryptophanspiegel im Gehirn sinken. Es sind letztendlich die kohlenhydratreichen Lebensmittel, die wir mit dem Truthahn essen (Kartoffeln, Süßkartoffeln, Kürbiskuchen), die den Effekt haben, dass Tryptophan ins Gehirn gelangt.

Die ideale Art, zu einem besseren Schlaf zu finden, ist ein Verzehr von hochglykämischen Kohlenhydraten vor dem Verspeisen eines Nahrungsmittels, das reich an Proteinen ist. Auf diese Weise hat das Kohlenhydrat eine Chance, die konkurrierende Aminosäuren rechtzeitig aus dem Weg zu räumen, damit die Proteinquelle von Tryptophan ins Gehirn gelangen kann, um dort den Schlaf auszulösen. Leider bedeutet dies jedoch, ein großes Stück Kürbiskuchen mit einer Beilage von Kartoffeln als Hauptmahlzeit und einem halben Pfund Truthahn zum Nachtisch. Dies ist wahrscheinlich keine brauchbare Ernährungslösung für die meisten Menschen. Aber es gibt einige Strategien, die zur Maximierung des Transports von Protein-Tryptophan in das Gehirn eingesetzt werden können. Das 4-Wochenprogramm ab Seite 101 enthält weitere Einzelheiten. Sie können direkt dorthin gehen oder Sie lesen weiter, um mehr darüber zu erfahren, wie Gedanken und Verhaltensmuster Schlaflosigkeit beeinflussen.

„Schlaflosigkeit ist mehr als nur eine Schlafstörung.
Sie ist der Ausdruck einer allgemeinen
körperlichen Unausgeglichenheit.
Nach der Lehre des Ayurveda ist der Schlaf
einer der Stützpfeiler der Gesundheit.
Wenn der Schlaf gestört ist, dann ist die
körperliche Stabilität im Ganzen beeinträchtigt.
Das Schlafen kann zwar, rein technisch,
auch mit Beruhigungsmittel oder anderen
Medikamenten herbeigeführt werden.
Aber wie wir gesehen haben, wird mit dieser
künstlich ausgelösten Besinnungslosigkeit
nicht die körperliche Ausgeglichenheit
wiederhergestellt.“

Dr. med. Deepak Chopra

Verhaltensmuster und Schlaf

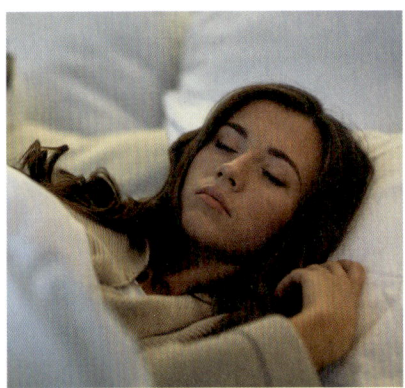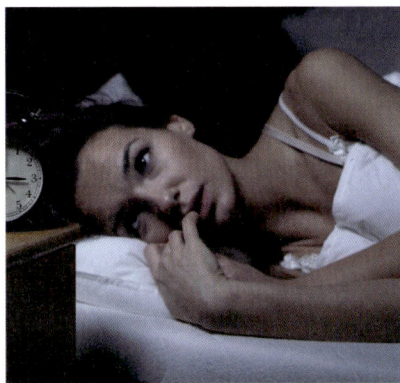

Manche Menschen sind mit der Fähigkeit zum Schlafen gesegnet, egal ob sie Stress haben, abgelenkt sind oder sich unwohl fühlen. Ob durch genetische Veranlagung, physiologische Probleme oder ungewöhnliche Stressfaktoren im Leben. Diejenigen, die an gelegentlichen oder chronischen Schlafproblemen leiden, kennen diesen Luxus nicht und fühlen sich benachteiligt.

Unglücklicherweise leben viele von uns auch in Lebenssituationen und Umgebungen, die zu unseren Schlafschwierigkeiten beitragen, ohne dass wir es wissen. Menschen sind Gewohnheitstiere, und wenn diese Muster und Verhaltensweisen einmal festgelegt sind, kann es schwierig sein diese zu ändern. Ständige Schlafstörungen führen bei vielen auch zur Angst nicht genug Schlaf zu bekommen. Das wiederum macht die Schlafprobleme noch schlimmer. Menschen, die unter Schlafstörungen leiden, fühlen sich oft allein gelassen. Sie brauchen Unterstützung und gezielte Informationen, um dieses Problem anzugehen. Deshalb habe ich dieses strukturierte Programm entwickelt. Es gibt Schritte, die man unternehmen kann, um die Angst zu reduzieren und negative Muster zu ändern.

Das Ziel muss sein, die Umgebung und das Verhalten zu optimieren, um den Schlaf zu fördern. Häufig ist es erforderlich, unsere Gedanken und unseren

Körper in diesem Prozess neu zu konditionieren. Einige von den folgenden Vorschlägen werden Ihnen kontraproduktiv vorkommen, aber sie machen Sinn, wenn Sie sich die Zeit nehmen, Ihr Schlafproblem anzugehen.

Die Umgebung optimieren

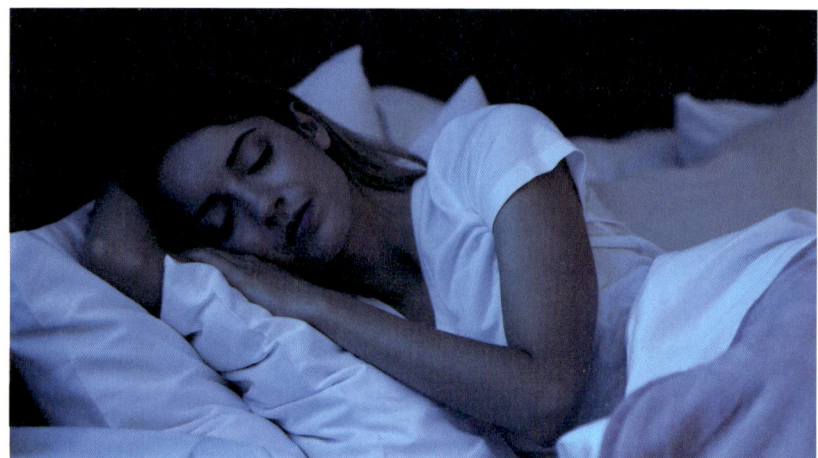

Der erste Schritt besteht darin, die Kontrolle und die Verantwortung über Ihre Situation zu übernehmen. Einfache Änderungen in Ihrer Umgebung können sich stark auf Ihr Schlafproblem auswirken. Zum Beispiel das Schlafen in einem Raum, der nicht vollständig dunkel ist. Das kann die Produktion von Melatonin behindern, da dieses extrem lichtempfindlich ist. Stellen Sie sicher, dass Ihr Schlafzimmer so dunkel wie möglich ist oder fangen Sie an mit einer Schlafmaske zu schlafen, die Ihre Augen bedeckt.

Ähnlich kann die Temperatur Ihres Schlafzimmers Ihre Schlaffähigkeit beeinflussen. Wenn Ihr Zimmer zu heiß oder zu kalt ist, werden Sie sich unwohl fühlen und folglich wach sein. Die ideale Temperatur für einen erholsamen Schlaf liegt um die 21° C.

Lärm sollte auch minimiert werden, da er ablenkt. Wenn Sie in einer Umgebung mit Lärm leben, den Sie nicht kontrollieren können, ist eine mögliche Lösung, sich ein „weißes Rauschen" anzuschaffen. Zum Beispiel ein leiser blasender Ventilator, den Sie mit Schlaf assoziieren, der aber gleichzeitig auch unerwünschte Geräusche übertönt. Ohrstöpsel gegen störende Geräusche sind eine weitere gute Option. Hörgeräteakustiker passen diese inzwischen individuell an Ihre Ohren an.

Baubiologen weisen zu Recht darauf hin, dass viele Menschen nachts „unter Strom stehen". Gemeint ist hoch- und niederfrequenter Elektrosmog, der auch mit Geräten messbar ist. Hier ein paar einfache Grundregeln:
- Lassen Sie sich von einem Fachmann einen Netzfreischalter einbauen, oder schalten Sie nachts die Sicherung vom Schlafzimmer aus.
- So wenig Geräte wie möglich im Schlafzimmer. Kein Radiowecker! Kein Fernseher, kein Computer, kein Smartphone etc.
- Nachts WLAN ausschalten.

Verhaltensstrategien

Sobald die Umweltfaktoren stimmen, ist es Zeit sich darauf zu konzentrieren, wie Ihre Ängste und Lebensstilentscheidungen zu Ihrem Schlafproblem beitragen. Vielleicht glauben Sie, dass sie diese Probleme nicht kontrollieren können. Doch viele dieser negativen Verhaltensmuster werden im Laufe der Zeit Teil des Problems, ohne dass Sie es wissen.

Es wird also Zeit brauchen, um diese Muster zu ändern. Aber die Verbesserung Ihres Schlafes wird es wert sein. Diese Faktoren sollten zuerst in Angriff genommen werden, indem wir uns ansehen, wie wir den Schlaf in unserer schnelllebigen Welt behandeln.

Entspannungszeit vor dem Schlafengehen

Wenn Sie ein Elternteil sind, wissen Sie, dass es einem Kind hilft einzuschlafen, wenn es sich mit einem Ritual beschäftigt, bevor es ins Bett geht. Erst sind Spielzeuge aufzuräumen, dann der Schlafanzug anzuziehen. Danach geht das Kind ins Bad und putzt seine Zähne, um dann endlich eine beruhigende Geschichte oder ein Wiegenlied zu hören. Letzteres wirkt vor dem Zubettgehen positiv auf die Stimmung und entspannt zugleich, um am Ende den Schlaf zu fördern. Warum sollten Erwachsene anders sein? Trotz des hektischen Lebens, das wir führen, sind wir überrascht, wenn wir uns nachts erschöpft ins Bett legen und nicht automatisch in einen tiefen Schlaf fallen können.

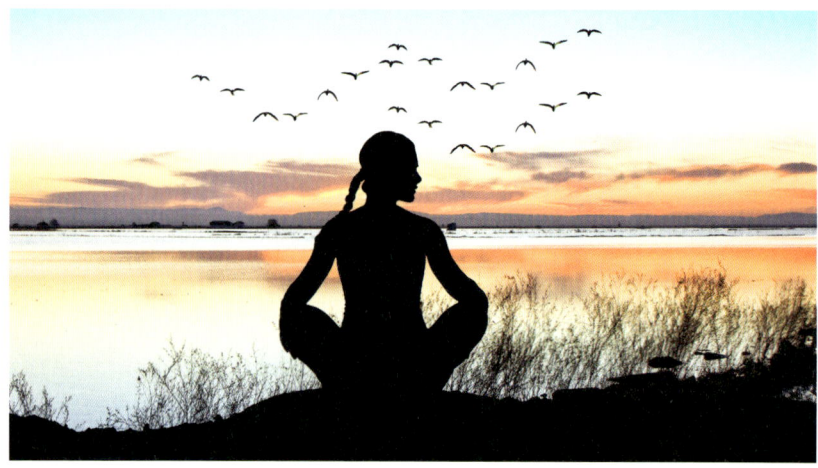

Lassen Sie sich vor dem Zubettgehen Zeit zum Entspannen und zum Erholen, um eine Trennung zwischen den Belastungen des Tages und dem Aufladen während der Nacht zu schaffen. Dies beinhaltet die Reduzierung der intellektuellen Stimulation, um den Geist frei zu machen und den Körper zu entspannen. Als Erwachsene sollten wir unser eigenes Ritual finden, das uns in die Entspannung führt. Bewährte Methoden sind: Meditation, Achtsamkeitstraining, progressive Muskelentspannung nach Jacobsen, die Konzentration auf den eigenen Atem und vieles mehr.

Spätes Arbeiten vermeiden

Sich an einer Diskussion beteiligen, dramatische Fernsehsendungen oder Nachrichten - das alles kann dazu beitragen, dass der Geist hoch aktiv ist, wodurch es schwierig wird, den Zyklus zu unterbrechen.

Wenn Sie Ihren Schlaf verbessern möchten, ist es unerlässlich, dass der Schlaf bei Ihnen erste Priorität hat. Sie sollten Ihr Abendverhalten so anpassen, dass es die Entspannung fördert. Das wird Ihre Gedanken umschulen und Sie auf den Schlaf vorbereiten. Konzentrieren Sie sich auf Ihren Schlaf und machen Sie ihn zur Priorität. Obwohl es am Anfang schwierig sein kann, strukturieren Sie die abendlichen Gedanken so, dass Sie frei von jenen Dingen sind, die auf Ihnen lasten. Reservieren Sie sich das Sorgen machen für den Tag, wenn Sie tatsächlich mit negativen Dingen belastet sind.

Arbeiten am Computer, Lesen auf dem Smartphone oder Tablet-PC sollten Sie abends tunlichst vermeiden, denn die darin enthaltene LED-Lichtquelle enthält einen hohen Blaulichtanteil. Dieser vermindert die abendliche Bildung von Melatonin. Alternativ können Sie sich mit einer Blaulichtschutzbrille schützen.

Das Familienschlafzimmer

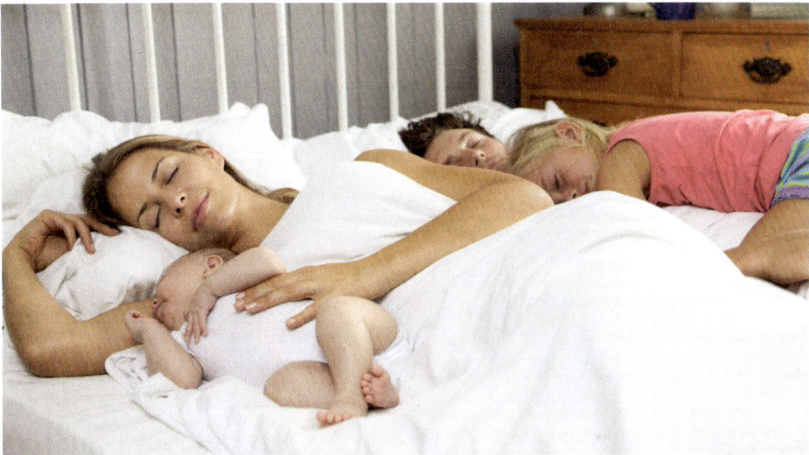

Für einige Eltern von kleinen Kindern ist das Ehebett der Schlafplatz für die ganze Familie - entweder geplant oder zufällig. Manche vertreten die Erziehungsphilosophie, dass dieser Kokon das Selbstwertgefühl und Vertrauen der Kinder aufbaut und Ängste vertreibt ins Bett zu gehen oder alleine aufzuwachen. Für andere ist es normal jede Nacht die Betten zu wechseln, um den Kindern beim Einschlafen zu helfen. Wenn Sie, Ihr Ehepartner und Ihre Kinder überall einschlafen können, dann ist das kein Problem. Wenn Sie aber zu den Menschen gehören, die sich die ganze Nacht hin- und herwälzen, unterstützt dies ihre Schlafstörungen und sollte unbedingt verändert werden.

Es ist wichtig, jungen Kindern bettentechnisch aus einer Vielzahl von Gründen Grenzen zu setzen, vor allem wenn sie älter werden. Kinder müssen lernen allein einzuschlafen und Fähigkeiten entwickeln ihre Ängste zu bewältigen. Nehmen Sie sich Zeit, die Ursachen ihrer Angst zu bestimmen - Angst vor dem Dunklen, vor dem Alleinsein, Monster unter dem Bett usw. - und arbeiten Sie mit Ihrem Kind an Strategien, um sich diesen Ängsten zu stellen.

Man kann etwa ein Nachtlicht installieren, die Tür etwas offen lassen, unter dem Bett nach Monster schauen etc. Dies wird natürlich Zeit brauchen, aber über kurz oder lang hilft es allen, besser zu schlafen.

Verknüpfen Sie Ihr Bett mit Schlaf

Heutzutage wird das Schlafzimmer oft nicht nur zum Schlafen genutzt. Menschen stellen sich Fernseher, Computer, Sitzecken, Arbeitsbereiche und Stapel von Büchern rund um ihre Betten. Dies schafft keine entspannende Atmosphäre. Im Gegenteil. Es signalisiert, dass der tägliche Stress auch dort weitergeht, wo eigentlich ein Ruhe sein sollte. Ziel ist es, die Dinge aus den eigenen Gedanken zu verbannen, die einen dazu bringen wach zu bleiben und sich stattdessen auf den Schlaf zu fokussieren. Dazu gehört, den Geist zu trainieren die Tagesgedanken beiseite zu schieben und sich auf den Schlaf zu konzentrieren.

Viele Leute assoziieren Aktivitäten wie im Bett lesen, Fernsehen und Radio hören mit dem Schlaf. Dies sind jedoch alles Aktivitäten, die einen potenziell aufputschen und das Gehirn aktivieren. Stattdessen muss das Gehirn trainiert werden, das Bett mit Schlaf zu assoziieren. Sprich, jede der oben genannten Aktivitäten sollten in einer vom Bett getrennten Umgebung stattfinden, indem man etwa einen Sessel dafür im Schlafzimmer bereitstellt. Leider muss ich

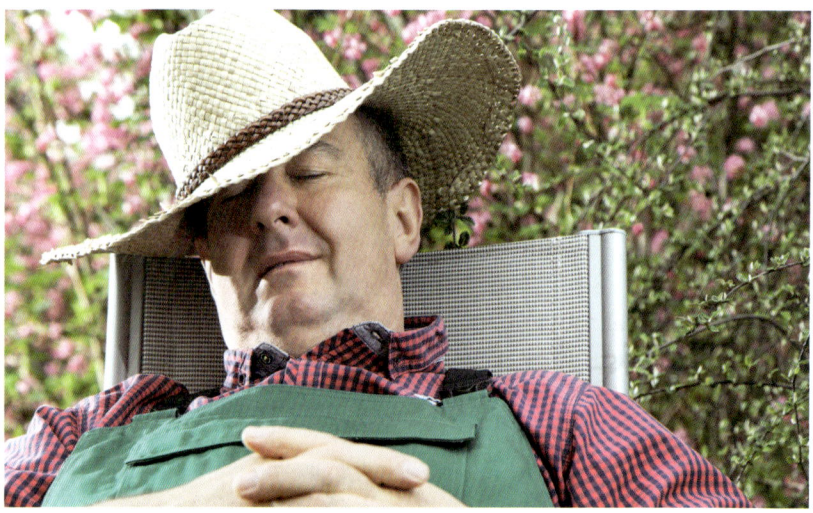

sagen, dass ein Nickerchen am Tag ein weiteres Tabu ist. Nickerchen beinhalten meist Schlaf in Phase 3 und 4, der dann diesen Phasen des folgenden Nachtschlafes genommen wird. Dieser Verlust des Tiefschlafs wird in der Nacht durch leichten Schlaf ersetzt (Phase 1 und 2), welcher schneller unterbrochen werden kann. Darüber hinaus trägt die gestörte Schlafplatzumgebung nicht zu einem entspannten Aufwachen bei. Nickerchen rauben Ihnen nicht nur wichtige Schlafphasen, die sie nachts benötigen, sondern Sie neigen auch dazu, dass Sie die Couch, einen bequemen Sessel und ähnliches mit Schlaf assoziieren. Beschränken Sie den Schlaf wieder auf Ihr Bett in der Nacht.

Um gut schlafen zu können, versuchen manche Leute zu früh ins Bett zu gehen, in der Hoffnung, dass sie früher einschlafen. Dies führt in der Regel zu erhöhter Angst oder Unruhe, wenn der Schlaf nicht kommt. Mit der Folge, dass das Bett dann anstatt mit Schlaf mit dieser Angst assoziiert wird. Wenn Sie nicht innerhalb von 15 Minuten einschlafen können oder aufwachen und nicht wieder einschlafen können, stehen Sie auf und tun Sie etwas Entspannendes, bis Sie sich wieder schläfrig fühlen. Wenn Sie in ein anderes Zimmer gehen und still sitzen oder beruhigende Musik hören, werden Sie sich bald wieder schläfrig fühlen. Das ist dann das Stichwort, um ins Bett zurückzukehren.

Der Trick ist, zuerst einen entspannten Abendauftakt zum Schlafen zu bereiten und dann dem Drang zu widerstehen ins Bett zu gehen, bis man sich tatsächlich schläfrig fühlt. Diese Faktoren verbinden sich schließlich gedanklich und tragen dazu bei, das Bett eher mit Schlaf als mit Wachsein zu verbinden.

Pflegen Sie eine reguläre Schlafzeit

Widerstehen Sie der Versuchung an den Wochenenden auszuschlafen. Spät ins Bett zu gehen und spät aufzuwachen, trägt eher zu Schlafproblemen bei als dazu, den Schlaf nachzuholen. Es ist wichtig zu beachten, dass sich unser Gehirn über Tausende von Jahren entwickelt hat und nicht so schnell ist wie unser moderner Lebensstil. Es braucht Zeit, um Änderungen vorzunehmen, weshalb dieses Programm schrittweise vorgeht. Es braucht Zeit, um Schlafprobleme zu entwickeln. Und es wird ebenfalls Zeit brauchen, um diese Probleme wieder zu lösen. Das Gehirn kann keine Schlafenszeit für unter der Woche und einen drastisch anderen Zeitplan für die Wochenenden haben. Da kommt es nicht mit.

Ein täglicher, möglichst regelmäßiger Schlafplan hilft auch dabei, das Gehirn neu zu trainieren, um ein dauerhaftes Ergebnis zu erzielen. Seien Sie zunächst realistisch, wie viel Schlaf Sie tatsächlich jede Nacht benötigen. Manche Menschen funktionieren mit sechs Stunden pro Nacht sehr gut und brauchen nicht mehr. Andere benötigen wirklich neun Stunden Schlaf, um normal zu funktionieren. Analysieren Sie Ihre Bedürfnisse und versuchen Sie, so konsequent wie möglich eine Schlafenszeit sowie eine Aufstehzeit einzuführen.

„Der Schlaf ist wie eine Taube:
Streckt man die Hand ruhig nach ihr aus,
setzt sie sich darauf.
Greift man nach ihr, fliegt sie weg.“

Dubois

Erkennen Sie Ihr spezielles Schlafproblem

Damit Sie Ihr spezielles Schlafproblem erfassen und mit Lösungen beginnen können, müssen Sie zunächst Ihre individuellen Bedürfnisse ermitteln. Schlaflosigkeit ist ein großes und komplexes Problem. Es gibt viele verschiedene Gründe, warum Menschen unter Schlafstörungen leiden und unter welchen genau. Ich habe versucht, die Dinge für diese Zwecke zu vereinfachen, indem ich Schlafstörungen in drei Hauptgruppen unterteilt habe:

Typ I   **Verzögerte Einschlafzeit:** Probleme beim Einschlafen

Typ II   **Durchschlafstörungen:** In der Nacht immer wieder aufwachen

Typ III   **Terminale Insomnie:** Zu früh erwachen und
nicht wieder einschlafen können

Die meisten Menschen brauchen keine Hilfe, um ihr spezielles Schlafproblem zu identifizieren. Sobald Sie festgestellt haben, ob Sie Probleme beim Einschlafen, Durchschlafen oder mit zu frühem Aufwachen haben, habe ich eine Methode entwickelt, mit der Sie an verschiedenen spezifischen Strategien arbeiten und Ihre Fortschritte anhand eines einfachen „Schlafquotienten" oder SQ-Tools verfolgen können.

Es ist sicher hilfreich über Probleme zu lesen, die sich auf alle drei Arten von Schlaflosigkeit beziehen. Aber wenn Sie begierig darauf sind, heute Nacht loszulegen, gehen Sie direkt zu dem Typ, der am meisten zu Ihrer Situation passt.

Einige Menschen haben berichtet, dass sie alle drei Schlafprobleme haben. Wenn dies bei Ihnen der Fall ist, dann konzentrieren Sie sich zuerst auf die Typ-II-Schlaflosigkeit, bevor Sie die speziellen Probleme der anderen beiden Typen angehen. Sobald Sie sich mit der Bestimmung des Schlafquotienten (SQ) vertraut gemacht haben, empfehle ich Ihnen, es im 4-Wochen-Programm zu verwenden, das später in Kapitel 8 ab Seite 101 erklärt wird.

Typ-I-Schlaflosigkeit *„Ich kann einfach nicht einschlafen"*

Wir brauchen alle Zeit, um jede Nacht einzuschlafen, aber für die meisten Menschen liegt diese Einschlafzeit unter 15 Minuten. Für diejenigen, die unter einer verlängerten Schlaflatenz leiden, kann sich die Zeit bis zum Beginn des Schlafs manchmal auf eine Stunde oder mehr verlängern. Die Probleme, die einer erhöhten Schlaflatenz zugrunde liegen, sind oft komplex, aber die Behandlung muss es nicht sein.

Das Problem erfassen

Der erste Aspekt der Behandlung ist die Erfassung des Problems. Das Ende dieses Abschnitts enthält ein Beispiel für einen einfachen Schlafquotienten-Test. Wenn Sie jeden Morgen aufwachen, notieren Sie Ihre geschätzte Zeit, die Sie zum Einschlafen benötigt haben sowie die Gesamtdauer des Schlafs und die Zeit im Bett.

Ihre „beste Schätzung" ist ein Marker, um das Problem zuerst zu identifizieren und dann Ihren Fortschritt zu messen. Es ist auch ein Maß für Ihr normales Schlafmuster im vertrauten eigenen Schlafzimmer, das viele der Probleme löst, die einer Schlaflaborstudie innewohnen. Diese werden in einem unbekannten und oft unbequemen Bett durchgeführt. Sie sind verkabelt, hinzu kommt der Elektrosmog, es ist nicht richtig dunkel und so weiter. Ich kenne niemand, der in einem Schlaflabor besser schläft, als zuhause.

Das Problem verstehen

Nachdem Sie das Problem identifiziert haben, ist es wichtig zu erkennen, dass es zwei Aspekte gibt, um Schlafprobleme zu beheben: Sie müssen die Biochemie Ihres Gehirns verändern, um den Schlaf zu fördern. In den Abschnitten über Ernährung und den Tryptophan-Stoffwechsel wurde dies ausführlich besprochen. Der zweite Aspekt: Sie müssen Ihre Denkprozesse verändern, um einen Geisteszustand zu fördern, der unnötigen Stress und Sorgen vermeidet. Beide sind einfacher als Sie vielleicht denken.

Gedanken- und Verhaltensmuster ändern

Wie oben beschrieben, ist es normal, etwas Zeit zum Einschlafen zu benötigen, aber es sollte nicht viel länger als 15 Minuten dauern. Wir haben bereits überprüft, wie wichtig es ist, das richtige Essen auszuwählen und beliebte Schlafmittel zu vermeiden. Jetzt müssen wir uns darauf konzentrieren, Denk- und Verhaltensmuster zu etablieren, die das Einschlafen in angemessener Zeit fördern.

Verhaltens- und Denkmuster sind oft schwer zu ändern, da sie nach einiger Zeit zur zweiten Natur werden. Wie jede Routine beginnen wir im Laufe der Zeit, die Aktivität fast ohne nachzudenken auszuführen. Und daher ist es nicht nur anstrengend diese Muster zu ändern, sondern auch schwierig sie überhaupt zu identifizieren. Die andere Sache ist, dass wir alle Menschen sind und es nicht möglich oder gar wünschenswert ist perfekt zu sein.

Ich habe ein Punktesystem entwickelt, das bei der Behandlung von Schlaflosigkeit hilft, indem es Umwelt, Ernährung und sich durch Umstellung negativer Verhaltensmuster verändert. Betrachten Sie es als Maß für Ihren Schlafquotienten oder „SQ". Jeder Punkt wird detailliert beschrieben.

Schlaf-Quotient für Menschen mit Einschlafstörungen

Umgebung   JA
1. Ich habe jegliches Licht aus meinem Zimmer eliminiert ☐
2. Ich habe Lärmstörungen reduziert ☐
3. Mein Zimmer hat eine angenehme Temperatur ☐

Ernährung
4. Ich habe Koffein seit 12:00 Uhr vermieden ☐
5. Ich habe drei Stunden vor der Schlafenszeit Protein vermieden ☐
6. Ich habe drei Stunden vor der Schlafenszeit meine hochglykämische Kohlenhydrateinnahme erhöht ☐

Verhalten

7. Ich treibe Sport früh am Tag und nicht vor dem Schlafengehen ☐
8. Eine Stunde vor dem Zubettgehen habe ich
   eine Entspannungszeit geplant ☐
9. Ich habe gewartet bis ich müde war, bevor ich ins Bett ging ☐
10. Ich habe das Bett nur zum Schlafen benutzt ☐
11. Wenn ich nicht innerhalb von 15 Min. einschlafen konnte,
    bin ich aufgestanden ☐

Aus den elf Bereichen, geben Sie sich einen Punkt für jeden mit „Ja"
beantworteten Einflussfaktor.

Mein SQ für heute ist: _____

Schreiben Sie diesen Wert jeden Morgen nach dem Aufwachen auf, um Ihre
Schlaferfahrung zu dokumentieren.
**Sie werden sehen: Je höher die positive Zahl ist, desto kürzer wird es dauern
bis Sie einschlafen. Versuchen Sie einen SQ zwischen 8 und 9 zu erreichen.**

Umweltfaktoren

Reduzieren Sie so viel Stimulation wie möglich in Ihrem Schlafzimmer. Um die
natürliche Produktion von Melatonin in Ihrem Gehirn zu steigern, stellen Sie
sicher, dass Ihr Zimmer so dunkel wie möglich ist. Ergreifen Sie Maßnahmen,
um die Ablenkung durch Lärm und Aktivitäten in Ihrer Umgebung zu reduzieren. Sorgen Sie dafür, dass Ihr Zimmer eine angenehme Temperatur hat.

Nahrungsfaktoren

Koffein ist ein Stimulans, der die normale zelluläre Aktivität über das hinaus erweitert, was beabsichtigt ist. Diese allgemeine Stimulation erklärt erhöhte Herz- und Atemfrequenz sowie gesteigerte geistige Aktivität. Glücklicherweise wird Koffein nicht lange im Körper gespeichert. Wenn Sie nach
dem Mittagessen keine koffeinhaltigen Getränke zu sich nehmen, werden
die Auswirkungen auf Ihren Schlaf weitgehend gemildert.

Es ist ein einfacher Schritt, koffeinhaltige Getränke nach dem Mittagessen zu vermeiden. Ersetzen Sie diese mit entkoffeinierten Kaffee oder noch besser: Wasser. Genießen Sie es mit dem Gedanken, dass Sie heute Abend einen weiteren Schritt in Richtung besseren Schlaf gemacht haben!

Reduzieren Sie die Menge an Protein, die Sie zirka drei Stunden vor Ihrer Bettzeit essen und erhöhen Sie die Menge an Kohlenhydraten mit hohem glykämischen Index. Wie zuvor erklärt, ermöglicht dies die ungehinderte Übertragung von Tryptophan in Ihrem Körper an den Transportstellen über die Blut-Hirn-Schranke. Ideal ist die Einnahme von Zenbev zirka eine halbe Stunde vor dem Zubettgehen. Es lässt sich auch gut mit schlaffördernden Pflanzen wie Baldrian oder Ashwagandha (Schlafbeere) kombinieren.

Verhaltensfaktoren

Tägliche Bewegung ist hilfreich bei der Förderung einer guten Nacht, aber nicht, wenn die sportliche Betätigung am Abend stattfindet. Vor allem innerhalb der Stunde vor dem Schlafengehen. Eine der wichtigsten Chemikalien, die während des Trainings vom Körper freigesetzt wird, ist Adrenalin. Es gehört zu den Stresshormonen und wird im Nebennierenmark gebildet. Adrenalin ist ein Stimulans, das das Herz während des Trainings schneller und stärker schlagen lässt. Auch der Blutdruck steigt. Anstrengendes Training induziert einen erhöhten Adrenalinspiegel nicht nur im Körper, sondern auch im Gehirn. Adrenalin ist einer der chemischen Botenstoffe im Gehirn, der schnelleres Denken anregt.

Das erhöhte Adrenalin nach dem Training erklärt den erfrischenden Aspekt von Bewegung während einer Mittagspause, zeigt aber auch die Unvernunft von Sport in unmittelbarer Nähe zur Schlafenszeit.

Geplante Entspannungszeit vor dem Schlafengehen

So wie körperliche Übungen den Adrenalinspiegel im Gehirn erhöhen und unsere Fähigkeit zum Einschlafen unterdrücken, erhöht auch die mentale Aktivität den Adrenalinspiegel. Denken Sie nur daran, wie schnell Ihre Herz- und Atemfrequenz steigt, wenn Sie in eine Stresssituation geraten. Es ist offensichtlich, dass Sie wacher werden, wenn Sie kurz vor dem Zubettgehen übermäßige mentale Aktivität ausüben. Gerade deswegen ist es überraschend, wie viele Menschen bis zur letzten Minute arbeiten, bevor sie sich ins Bett zurückziehen. Der häufigste Grund dafür ist, dass es am Tag nicht genug Stunden gibt. Aber denken Sie nur daran, wie weniger effizient Sie am nächsten Tag sein werden, wenn Sie schlecht geschlafen haben. Der Trick ist, den richtigen Zeitpunkt für alles zu finden und die Zeit sowie das Tempo mit Bedacht zu wählen. Es ist wichtig, das Gesamtbild im Auge zu behalten und eine „Entspannungszeit" mit beruhigenden Aktivitäten einzuplanen. Versuchen Sie sich nicht um die scheinbar verlorene Arbeitszeit zu sorgen. Ihre verbesserte mentale Energie wird sich viel mehr auszahlen.

An Tagen die sehr stressig waren, kann die ayurvedische Heilpflanze Ashwagandha sehr hilfreich sein. Sie hilft das Stresshormon Cortisol abzubauen. Die Pflanze ist auch als „Schlafbeere" bekannt. Das Produkt „Stressveda" enthält einen standardisierten, qualitativ hochwertigen Ashwagandha-Extrakt und zusätzlich B-Vitamine, die ja auch oft als „Nervenvitamine" bezeichnet werden.

Nur zu Bett gehen, wenn Sie müde sind

Menschen mit Schlafstörungen beschäftigen sich mit Schlaf und füllen ihren Geist mit hohen Erwartungen und manchmal falsche Annahmen: „Mein Ehepartner schläft ein, sobald sein / ihr Kopf das Kissen trifft, warum kann ich nicht so sein?" oder „Ich sollte besser zu einer anständigen Zeit ins Bett gehen, damit ich meine acht Stunden bekomme" oder „Heute Abend werde ich zehn Stunden schlafen, um den Schlaf aufzuholen."

Es ist normal, dass Menschen Zeit brauchen um einzuschlafen. Sollten Sie dagegen sofort einschlafen, kann das ein Zeichen dafür sein, dass Sie nicht genug Schlaf bekommen. Wichtig ist, dass Sie sich eine Schlafenszeit aussuchen, bei der Sie ziemlich sicher sind, dass Sie in angemessener Zeit einschlafen. Planen Sie keine frühere Schlafenszeit ein, um den Schlaf von einer schlechten Nacht aufzuholen. Gehen Sie ins Bett, wenn Sie sich schläfrig fühlen und nicht vorher.

Das Bett nur zum Schlafen

Aus verschiedenen Gründen haben sich das Schlafzimmer und das Bett zu einem Bienennest aus Aktivitäten entwickelt und nicht zu einem Ort der

Ruhe und Erholung. Aktivitäten, die das Gehirn beschäftigen und potenziell aktivieren, sollten vor dem Schlafengehen minimiert werden. Das Bett sollte allein für Schlaf und Sex reserviert werden. Es ist unerlässlich, das Gehirn zu trainieren, das Bett mit Schlaf zu verbinden. Jede andere Aktivität kann und sollte in einer vom Bett getrennten Umgebung durchgeführt werden. Tun Sie sich selbst einen Gefallen und verändern Sie Ihre Schlafumgebung so, dass anstrengende Tätigkeiten bei Tag sowie Ruhe und Schlaf bei Nacht auch optisch voneinander getrennt sind.

Aufstehen aus dem Bett

Ein realistisches Ziel für alle Menschen mit Schlaflosigkeit ist, eine starke Verbindung zwischen Bett und Schlaf aufzubauen. Bleiben Sie längere Zeit im Bett, wenn Sie wach sind, bauen Sie eine Assoziation mit Bett und Wachheit auf. Denken Sie daran, dass bei längerem Hin- und Herwälzen im Bett lediglich die Frustration und Schlafangst erhöht wird. Wenn Sie nicht sofort einschlafen, keine Panik! Stehen Sie stattdessen auf und tun Sie etwas Entspannendes, bis Sie sich schläfrig fühlen. Erst dann gehen Sie wieder ins Bett und versuchen erneut zu schlafen.

Das 4-Wochen-Programm für Menschen mit Einschlafstörungen

Die Schlafquotient (SQ)-Maßnahme macht Sinn, wenn Sie beginnen diesen regelmäßig zu notieren. Der SQ bildet auch das Rückgrat des 4-Wochen-Programms, das Ihnen helfen soll Ihren Schlaf zu verbessern. Dies wird in Kapitel 8 ab Seite 101 beschrieben. Erwarten Sie keine perfekten Ergebnisse von Anfang an. Ihre Situation wird sich allmählich verbessern, wenn Sie Ihre Umgebung, Ihre Ernährung und Ihr Verhalten ändern. Ihre Bemühungen werden mit einer verbesserten Qualität und Schlafdauer belohnt.

Mit Hilfe des Schlaftagebuchs, das Sie im nächsten Abschnitt finden, können Sie Ihre Fortschritte überwachen.

Nehmen Sie sich die Zeit, auch die Abschnitte über Typ II und Typ III der Schlaflosigkeit zu lesen. Dies gibt Ihnen zusätzliche nützliche Informationen. Sie können aber jetzt auch zu dem Punkt springen, an dem das Schlafprogramm detailliert beschrieben ist.

Schlaftagebuch für Menschen mit Einschlafschwierigkeiten

	Tag						
	1	2	3	4	5	6	7
1. Gestern habe ich kurz von ___ bis ___ Uhr geschlafen (Auch alle Nickerchen notieren)							
2. Gestern habe ich __ Messlöffel Zenbev genommen (á 10 g)							
3. Ich bin gestern um ____ Uhr ins Bett gegangen und habe um ____ Uhr das Licht gelöscht							
4. Nach dem Lichtausschalten bin ich nach ___ Min. eingeschlafen							
5. Heute Morgen bin ich um ___ Uhr aufgewacht							
6. Heute Morgen bin ich um ___ Uhr aus dem Bett (spezifische Zeit)							
7. Mein Schlafquotient war ___							
8. Als ich aufgestanden bin, fühlte ich mich ___ (1 = erschlagen 2 = ok 3 = ausgeschlafen)							
9. Insgesamt war mein Schlaf letzte Nacht ___ (1 = unruhig 2 = gut 3 = tief)							

Typ-II-Schlaflosigkeit *„Ich kann nicht durchschlafen"*

Es gibt viele Menschen, die in einem normalen Zeitrahmen einschlafen, aber dann Schwierigkeiten mit häufigem Aufwachen während der Nacht haben. Dies ist ein verwandtes Problem der erhöhten Schlaflatenz. Die Lösungen müssen wie immer auf das Problem zugeschnitten sein.

Das Problem anhand des Schlafquotienten messen

Der erste Aspekt der Behandlung ist die Messung des Problems. Auch das Ende dieses Abschnitts enthält ein Beispiel für einen einfachen Schlafquotienten-Test, der auf Ihr Problem zugeschnitten ist.

Wenn Sie jeden Morgen aufwachen, notieren Sie Ihre geschätzte Anzahl an Schlafunterbrechungen und die Länge jeder Einzelnen. Tun Sie dies nicht während der Nacht, da dies das Problem nur verschlimmern wird. Ihre „beste Schätzung" ist eine einigermaßen stabile Zahl, um das Problem zuerst zu identifizieren und dann Ihren Fortschritt zu messen. Es ist auch ein Maß für Ihr normales Schlafmuster in Ihrem vertrauten eigenen Schlafzimmer. In einem Schlaflabor hätten Sie die gleichen Probleme, vermutlich sogar schlimmer, da Sie sich dann nicht in Ihrer gewohnten Umgebung befinden.

Das Problem verstehen

Nachdem Sie das Problem identifiziert haben, ist es wichtig zu erkennen, dass es zwei Aspekte gibt, um Schlafstörungen zu beheben: Sie müssen die Biochemie Ihres Gehirns verändern, um den Schlaf zu fördern. Und Sie müssen Ihre Denkprozesse ändern, um einen Geisteszustand zu erreichen, der unnötigen Stress und Sorgen vermeidet.

Ändern Sie Ihre Gedanken und Verhaltensmuster

Es ist normal, irgendwann im Laufe einer Nacht aufzuwachen. Aber dieses Erwachen ist normalerweise kurz und wir können schnell wieder weiterschlafen, wenn wir einen erholsamen Schlaf haben. Wir haben bereits festgestellt, wie wichtig es ist, das richtige Essen auszuwählen und die beliebten aber mit Nebenwirkungen behafteten Schlafmedikamente zu vermeiden.

Jetzt müssen wir uns darauf konzentrieren Denk- und Verhaltensmuster zu etablieren, die das Einschlafen in angemessener Zeit sowie das Durchschlafen fördern.

Verhaltens- und Denkmuster sind oft schwer zu ändern, da sie nach einiger Zeit zur zweiten Natur werden. Wie jede Routine führen wir die Aktivität fast ohne nachzudenken aus, und deshalb wird es nicht nur mühsam sein, diese Muster zu verändern, sondern diese auch erst einmal zu bestimmen. Die andere Sache, an die wir uns erinnern sollten, ist, dass wir alle Menschen sind. Keiner ist perfekt. Es wird Zeit brauchen, bis sich Ihr Zustand verbessert, aber Ihre Ausdauer wird sich auszahlen.

Ich habe auch für Menschen mit Durchschlafstörungen ein Punktesystem für den Schlafquotienten (SQ) entwickelt. Es ähnelt dem für die anderen Typen von Schlafstörungen. Sprich: Die Ursachen von Schlafproblemen verschiedenster Art sind oft die Gleichen.

Schlaf-Quotient für Menschen mit Durchschlafstörungen

Umgebung   JA
1. Ich habe jegliches Licht aus meinem Zimmer eliminiert   ☐
2. Ich habe Lärmstörungen reduziert   ☐
3. Mein Zimmer hat eine angenehme Temperatur   ☐

Ernährung
4. Ich habe Koffein seit 12:00 Uhr vermieden   ☐
5. Ich habe drei Stunden vor der Schlafenszeit
   Protein vermieden   ☐
6. Ich habe drei Stunden vor der Schlafenszeit meine
   hochglykämische Kohlenhydrateinnahme erhöht   ☐

Verhalten
7. Ich treibe Sport früh am Tag und nicht vor
   dem Schlafengehen   ☐
8. Eine Stunde vor der Bettzeit habe ich eine
   Entspannungszeit geplant   ☐

9. Ich habe gewartet bis ich müde war, bevor ich ins Bett ging ☐
10. Ich habe das Bett nur zum Schlafen benutzt ☐
11. Wenn ich nicht innerhalb von 15 Minuten einschlafen konnte, ☐
    bin ich aufgestanden

Aus den elf Bereichen, geben Sie sich einen Punkt für jeden mit „Ja" beantworteten Einflussfaktor.

Mein SQ für heute ist: _____

Schreiben Sie diesen Wert jeden Morgen nach dem Aufwachen auf, um Ihre Schlafqualität zu dokumentieren.
Sie werden sehen: Je höher die positive Zahl ist, desto kürzer wird es dauern bis Sie durchschlafen. Versuchen Sie einen SQ zwischen 8 und 9 zu erreichen.

Umweltfaktoren

Reduzieren Sie so viel Stimulation wie möglich in Ihrer Schlafzimmerumgebung. Um die natürliche Produktion von Melatonin in Ihrem Gehirn zu steigern, stellen Sie sicher, dass Ihr Zimmer so dunkel wie möglich ist. Ergreifen Sie Maßnahmen, um die Ablenkung durch Lärm und Aktivitäten in Ihrer Umgebung zu reduzieren. Stellen Sie sicher, dass Ihr Zimmer eine angenehme Temperatur (ca. 18 - 21° Celsius) hat.

Nahrungsfaktoren

Manche Menschen, die mit herkömmlichen Schlafmitteln unzufrieden sind, greifen auf Selbstmedikation mit Alkohol zurück, um besser schlafen zu können. Dies kann nicht nur zu Toleranz- und Abhängigkeitsproblemen führen, sondern Alkohol ist auch unwirksam bei der Behandlung von Schlafproblemen. Anstatt den Schlaf zu fördern, wirkt er sich störend auf die normale Schlafphasen aus und trägt zur Schlafunterbrechung bei.

Reduzieren Sie mindestens drei Stunden vor Ihrer Bettzeit die Menge an Protein, die Sie konsumieren und erhöhen Sie die Menge an Kohlenhydraten mit hohem glykämischem Index. Wie zuvor erklärt, ermöglicht dies die ungehinderte Übertragung von Tryptophan in Ihrem Körper über die Transportstellen an der Blut-Hirn-Schranke.

Verhaltensfaktoren

Vermeiden Sie Nickerchen während des Tages, da sie die Schlafphasen stören. Sie denken vielleicht, dass Sie verlorenen Schlaf nachholen, aber tatsächlich stehlen Sie Schlaf aus dem bevorstehenden Nachtschlaf und bauen somit einen negativen Zyklus aus unruhigem Schlaf auf. Widerstehen Sie also der Versuchung, der Schläfrigkeit des Tages nachzugeben.

Geplante Ruhezeit vor dem Schlafengehen

Sport und geistige Aktivitäten erhöhen den Adrenalinspiegel im Gehirn. Das unterdrückt unsere Fähigkeit zum Einschlafen und Durchschlafen. Denken Sie nur daran, wie schnell Ihre Herz- und Atemfrequenz steigt, wenn Sie in eine Stresssituation geraten oder sich sportlich betätigen. Wie soll man da gut schlafen können?

Obwohl es auf der Hand liegt, dass man durch exzessive mentale Arbeit vor dem Schlafengehen aufgeputscht wird, ist es überraschend, wie viele Menschen bis kurz vor dem Zubettgehen arbeiten. Der Hauptgrund dafür ist, dass es nicht genug Stunden am Tag gibt, um alles zu erledigen. Aber denken Sie daran, wie ineffizient Sie am nächsten Tag sein werden, wenn Sie schlecht geschlafen haben.

Das Ziel ist, die richtige Zeit für alles zu finden und diese mit Bedacht zu wählen. Es ist wichtig das Gesamtbild im Auge zu behalten und Entspannungseinheiten einzuplanen. Machen Sie sich über die verlorene Arbeitszeit keinen Sorgen. Ihre erhöhte mentale Aufmerksamkeit am nächsten Tag wird Sie mehrfach dafür entschädigen.

Beobachten Sie nicht die Uhr

Viele Menschen mit Schlafstörungen haben eine Uhr neben ihrem Bett, die sie verwenden um festzustellen, wie oft und wann sie nachts wach sind. Leider führt dieses beobachten der Uhr nur zu einer erhöhten Panik in punkto Schlaf: „Es ist schon 3 Uhr, ich muss um 6 Uhr aufstehen, mir geht die

Zeit aus…." Nichts Gutes geht daraus hervor. Stellen Sie die Uhr auf Ihre Aufwachzeit und drehen Sie diese dann an die Wand. Sie werden schätzen müssen, wann Ihre 15 Minuten „Wachzeit" überschritten ist. Stehen Sie dann auf. Eine Schätzung ist gut genug für diesen Zweck. Ihre „Uhrenpanik" wird schon in der ersten Nacht, in der Sie die Uhr zur Wand drehen, aufhören.

Verwenden Sie das Bett nur zum Schlafen

Aus einer Vielzahl von Gründen wird das Bett und das Schlafzimmer für eine Menge anregender Aktivitäten benutzt, anstatt es als einen Raum für Ruhe und Erholung zu verwenden. Aktivitäten, die das Gehirn anregen, sollten vor dem Schlafengehen minimiert werden. Das Bett sollte nur zum Schlafen und für Sex reserviert sein. Es ist notwendig Ihr Gehirn dahingehend zu trainieren, dass es das Bett mit Schlaf assoziiert. Alle anderen Aktivitäten sollten in einer anderen Umgebung stattfinden. Tun Sie sich einen Gefallen und nehmen Sie die entsprechenden Veränderungen in Ihrem Schlafzimmer vor, sodass Aktivitäten bei Tag und Ruhe bei Nacht voneinander getrennt sind. Hier gelten die gleichen Regeln wie bei der Schlafstörung vom Typ-I, also den Einschlafstörungen.

Verlassen Sie das Bett, wenn Sie lange wach liegen

Ihr Gehirn macht konstant Dinge einfacher, indem es bestimmte Abläufe, die sich regelmäßig wiederholen, verbindet. Wenn Sie morgens in Ihr Auto steigen und aus der Einfahrt fahren, ist immer ein bisschen Bewusstsein involviert. Fast der ganze Prozess aber wird von Gedanken und Aktionen bestimmt, die zu unserer zweiten Natur geworden sind und von einer Serie äußerer Einflüsse und Assoziierungen angeregt werden. Sie müssen nicht darüber nachdenken, wie Sie schalten, bremsen oder Gas geben. Sie tun es einfach automatisch.

Das Gleiche kann passieren, wenn Sie nachts aufwachen. Sie können das Bett mit einem kurzen Aufwachen und einem sofortigen Einschlafen verbinden oder mit langen Wachphasen und Frustration, während Sie sich hin und her drehen. Der Unterschied zwischen positiver und negativer Assoziierung ist zu wissen, wann man den Schaden begrenzt. Generell sagt man: Wenn sie nicht innerhalb von 15 Minuten eingeschlafen sind, stehen Sie auf und machen etwas Entspannendes, wie Musik hören oder eine kurze Fernsehsendung anschauen, die nicht zu sehr stimuliert. Anregende Aktivitäten wie Papierkram, die Nachrichten, Finanzen oder Kaffee sind nicht entspannend und werden den Schlaf nicht fördern.

Das andere Risiko, mitten in der Nacht aus dem Bett zu gehen ist, dass einige sich Ihrer Schlaflosigkeit ergeben und nicht einmal mehr versuchen, in 15 bis 30 Minuten ins Bett zurückzukehren. Diese Kapitulation verstärkt natürlich nur ein Muster chronischer nächtlicher Wachzeiten und in manchen Fällen sehr früher Aufwachzeiten. Ein weiterer Grund, warum man nicht aus dem Bett aufsteht, ist die Angst den Bettpartner zu stören. Allerdings ist eine kurze Störung viel weniger lästig als eine längere Zeit des Hin- und Herdrehens im Bett. Überraschenderweise werden die meisten Partner nicht bemerken, wenn Sie ruhig aufstehen. Hier ist eine Taschenlampe neben dem Bett hilfreich.

Denken Sie daran, es ist wichtig, aus dem Bett zu kommen, aber es ist genauso wichtig wieder ins Bett zu gehen, wenn Sie sich erneut schläfrig fühlen. Gehen Sie nicht zu früh zurück, aber versuchen Sie es auf jeden Fall, wenn Sie sich wieder schläfrig fühlen. In den ersten Nächten dieses Ansatzes fühlen Sie sich vielleicht wie ein Stehaufmännchen. Doch wenn Sie durchhalten, werden Sie das Muster durchbrechen und Jahre gesunden ununterbrochenen Schlafes genießen. Eine oder zwei Wochen Zeit für diese Disziplin werden sich also auf Dauer mit gutem Schlaf auszahlen.

Das 4-Wochen-Programm bei Durchschlafstörungen

Die Schlafquotient (SQ)-Bewertung macht auch hier Sinn. Sie ist auch bei Durchschlafstörungen die Grundlage des 4-Wochen-Programms. Es wurde konzipiert, um Ihnen zu helfen, Ihren Schlaf zu verbessern.

Erwarten Sie keine perfekten Ergebnisse von Anfang an. Es wird langsam besser, sobald Sie Ihre Verhaltensgewohnheiten, Ernährungsmuster und Ihre Umgebung verändert haben. Ihre Bemühungen werden mit einem verbesserten Schlaf und Schlafenszeit belohnt werden. Das Schlaftagebuch auf der nächsten Seite hilft Ihnen, Ihren Fortschritt zu dokumentieren. Beginnen Sie nun, die Prinzipien des 4-Wochen-Programms anzuwenden und, wenn Sie möchten, lesen Sie weiter, um mehr über die anderen Schlafprobleme zu erfahren.

Schlaftagebuch - Typ-II – Durchschlaf-Störungen

	Tag						
	1	2	3	4	5	6	7
1. Gestern habe ich kurz von ___ bis ___ Uhr geschlafen (Alle Schlafenszeiten notieren)							
2. Gestern habe ich ___ Messlöffel Zenbev genommen (á 10 g)							
3. Gestern Abend bin ich um ____ Uhr ins Bett gegangen und habe ____ Uhr das Licht gelöscht							
4. Nach dem Lichtausschalten bin ich nach ___ Min. eingeschlafen							
5. Heute Morgen bin ich um ___ Uhr aufgewacht							
6. Heute Morgen bin ich um ___ Uhr aus dem Bett (spezifische Zeit)							
7. Mein Schlafquotient war ___							
8. Als ich aufgestanden bin, fühlte ich mich ___ (1 = erschlagen 2 = ok 3 = ausgeschlafen)							
9. Insgesamt war mein Schlaf letzte Nacht ___ (1 = unruhig 2 = gut 3 = tief)							

Typ-III-Schlaflosigkeit (Terminale Insomnie)
„Ich wache zu früh auf und kann nicht mehr einschlafen."

Terminale Schlaflosigkeit ist eine häufige und hervorragend behandelbare Schlafstörung. Auch für die Behandlung dieser Art von Schlaflosigkeit ist auf die Optimierung des Tryptophan-Stoffwechsels zu achten. Des Weiteren müssen gegebenenfalls Denk- und Verhaltensmuster verändert werden.

Der erste Aspekt der Behandlung ist wie immer die Erörterung des Problems. Das Ende dieses Abschnittes enthält ein Beispiel für einen einfachen Schlafquotienten-Test.

Wenn Sie jeden Morgen aufwachen, notieren Sie Ihre geschätzte Uhrzeit, in der Sie zum letzten Mal aufgewacht sind sowie die Gesamtzeit, die Sie schlafend im Bett verbracht haben. Ihre „beste Schätzung" ist zunächst ein einigermaßen fester Wert, um das Problem zu identifizieren und dann Ihren Fortschritt zu messen. Es ist auch ein Maß für Ihr normales Schlafmuster in Ihrem vertrauten eigenen Schlafzimmer. In einem Schlaflabor hätten Sie die gleichen Probleme. Nur schlimmer, da die Messungen in einem unbekannten und oft unbequemen Bett durchgeführt werden.

Nachdem Sie das Problem erkannt haben, geht es darum es anzugehen. Es gibt zwei Aspekte, um jede Schlafschwierigkeit zu beheben: Sie müssen die Biochemie Ihres Gehirns verändern, um den Schlaf zu fördern. Mit anderen Worten: Die Aminosäure Tryptophan muss in Ihr Gehirn gelangen, damit dort das Schlafhormon Melatonin und das Glückshormon Serotonin hergestellt werden kann. Sie müssen darüber hinaus versuchen, einen Zustand zu erreichen, der unnötigen Stress und Sorgen vermeidet.

Ändern Sie Ihre Gedanken und Verhaltensmuster

Es ist normal gelegentlich zu früh aufzuwachen, aber sicherlich nicht regelmäßig. In vielen Fällen von Erwachen in den frühen Morgenstunden ist ein bestimmtes Muster dahinter: Man sorgt sich um ein Ereignis, das an diesem Tag oder in naher Zukunft auftreten kann. Dann wird dem Gehirn ein unbewusstes Signal gegeben, dass die frühen Morgenstunden eine gute Zeit sind, um darüber nachzudenken. Mit der Zeit schleicht sich das Phänomen des Aufwachens früher und früher ein, bis zu einem Punkt, an dem es zu einem fest etablierten Muster chronischer Schlaflosigkeit wird. Ich habe auch hier ein Punktesystem entwickelt, um bei der Behandlung von Schlafstörungen zu helfen. Betrachten Sie es als Maß für Ihren Schlafquotienten oder „SQ".

Schlaf-Quotient für Menschen, die zu früh erwachen und nicht wieder einschlafen können (Terminale Insomnie)

Umwelt   JA

1. Ich habe jegliches Licht aus meinem Zimmer eliminiert   ☐
2. Ich habe Lärmstörungen reduziert   ☐
3. Mein Zimmer hat eine angenehme Temperatur   ☐

Ernährung

4. Ich habe Koffein nach 12:00 Uhr vermieden   ☐
5. Ich habe drei Stunden vor der Schlafenszeit Protein vermieden   ☐
6. Ich habe drei Stunden vor der Schlafenszeit meine
    hochglykämische Kohlenhydrateinnahme erhöht   ☐

Verhalten

7. Ich treibe Sport früh am Tag und
    nicht vor dem Schlafengehen   ☐
8. Eine Stunde vor dem Zubettgehen habe ich
    eine Entspannungszeit geplant   ☐
9. Ich habe gewartet bis ich müde war, bevor ich ins Bett ging   ☐
10. Ich habe das Bett nur zum Schlafen benutzt
11. Wenn ich nicht innerhalb von 15 Minuten einschlafen konnte,   ☐
    bin ich aufgestanden

Aus den elf Bereichen geben Sie sich einen Punkt für jeden mit „Ja" beantworteten Einflussfaktor.

Mein SQ für heute ist: _____

Schreiben Sie diesen Wert jeden Morgen nach dem Aufwachen auf, um Ihre Schlafqualität zu dokumentieren.

Sie werden sehen: Je höher die positive Zahl ist, desto später wird die Zeit des Aufwachens sein. Versuchen Sie einen SQ zwischen 8 und 9 zu erreichen. Auch beim Problem des frühen Aufwachens gilt es, die üblichen Faktoren wie Ernährung, Umwelt, Verhalten und Gewohnheiten zu beachten. Bei den unterschiedlichen Schlafstörungen sind diese charakteristisch. Auch wenn Ihnen vieles bekannt vorkommt, ist es wichtig die verschiedenen Einflussfaktoren zu beachten.

Umweltfaktoren

Reduzieren Sie möglichst viel Stimulation in Ihrer Schlafzimmerumgebung. Um die natürliche Melatonin-Produktion in Ihrem Gehirn zu steigern, stellen Sie sicher, dass Ihr Zimmer so dunkel wie möglich ist. Unternehmen Sie etwas und reduzieren Sie die Ablenkung durch Lärm und Aktivität in Ihrer Umgebung. Stellen Sie sicher, dass Ihr Zimmer eine angenehme Temperatur hat.

Ernährung

Einige Leute, die mit konventionellen Schlafmitteln unzufrieden sind, greifen zur Selbstmedikation mit Alkohol, damit sie besser schlafen. Dies kann nicht nur zu Toleranzproblemen und Abhängigkeit führen, sondern Alkohol ist unwirksam bei der Behandlung von Schlafstörungen. Er fördert nicht den Schlaf, sondern wirkt störend auf die normale Schlafphasen und trägt zur Schlafunterbrechung bei.

Reduzieren Sie die Proteinmenge, die Sie zirka drei Stunden vor Ihrer Bettzeit zu sich nehmen und erhöhen Sie die Menge an hochglykämischen Kohlenhydraten. Wie zuvor erläutert, wird dies die ungehinderte Übertragung von Tryptophan an den Transportstellen über die Blut-Hirn-Schranke möglich machen.

Verhaltensfaktoren

Keine Nickerchen während des Tages, denn diese enthalten meistens nur die Schlafphasen 3 und 4, die aus den entsprechenden Phasen des Schlafes der kommenden Nacht geborgt werden. Dieser Verlust des Tiefschlafs wird dann mit leichtem Schlaf (Phase 1 und 2) ersetzt. Dieser kann leichter unterbrochen werden. Darüber hinaus führt die gestörte Schlafphasen nicht zu einem Gefühl des ausgeschlafen seins. Widerstehen Sie der Versuchung, tagsüber Ihrer Schläfrigkeit nachzugeben. Denken Sie daran, dass Sie sich nur Schlaf vom Nachtschlaf leihen, was Sie folglich mit häufigem Aufwachen bezahlen werden. Alles hat seinen Preis!

Behalten Sie einen regulären Schlafzyklus bei

Unser Gehirn hat einen 25-Stunden-Zyklus und versucht deswegen permanent einen Schlafrhythmus zu finden, der kein störendes Verhalten hat. Wenn Sie versuchen, Ihr Gehirn auf einen 24-Stunden-Zyklus zu trainieren, benötigt es externe Hinweise, wie zum Beispiel eine Entspannungszeit oder konstante Schlaf- und Aufstehzeiten. Sie müssen dabei keine starren Regeln befolgen, aber Sie sollten sich das Ziel setzen, so oft wie möglich zur gleichen Zeit aufzustehen. Dies wird Ihnen von Nutzen sein, egal an welcher Form von Schlaflosigkeit Sie auch immer leiden.

Achten Sie nicht auf die Uhr

Viele Menschen mit Schlafstörungen haben eine Uhr auf dem Nachttisch, die sie verwenden, um ihre Aufwachzeiten in der Nacht zu beobachten. Unglücklicherweise trägt die Uhr nur dazu bei, dass diese Betroffenen Angst um ihren Schlaf haben: „Es ist drei Uhr morgens und jetzt bin ich schon wach!" Von der Uhr wird nichts Gutes kommen. Stellen Sie den Wecker auf die Zeit ein, zu der Sie aufstehen müssen und drehen Sie die Uhr dann in Richtung Wand. Sie müssen abschätzen, wann Ihre 15 Minuten des Wachseins vorbei sind und dann aufstehen. Aber diese Schätzung sollte gut genug für unsere Zwecke sein. Die Angst, die durch die Beobachtung der Uhr entsteht, endet in der ersten Nacht, sobald Sie die Uhr Richtung Wand drehen.

Verwenden Sie das Bett nur zum Schlafen

Wie oben beschrieben, muss das Gehirn darauf trainiert werden, das Bett mit Schlaf zu verbinden. Viele Menschen Lesen im Bett, schauen Fern oder hören Radio. Diese Aktivitäten, die sie unbewusst mit dem Schlaf verbinden, stimulieren alle das Gehirn. Wenn Sie nach 15 Minuten nicht schlafen können, dann verlassen Sie das Bett und versuchen sich zu entspannen, aber stellen Sie sicher, dass Sie das außerhalb Ihres Bettes tun. Wenn Sie in Ihrem Schlafzimmer bleiben müssen, richten Sie einen separaten Bereich ein, wie etwa mit einem Stuhl oder einem Sessel, auf dem Sie „wache" Aktivitäten von Ihrem Bett trennen können.

Aufstehen, wenn Sie nicht innerhalb 15 Minuten schlafen

Es ist ein wichtiges Ziel für alle Menschen mit Schlaflosigkeit, eine starke Verbindung zwischen Bett und Schlaf aufzubauen. Längere Wachphasen im Bett bilden einen Zusammenhang mit Bett und Wachzustand. Erinnern Sie sich daran, dass Sie mit längerem Hin- und Herwälzen nur einen erhöhten Frust- und Angstpegel erreichen.

Wenn Sie länger als 15 Minuten wach sind, stehen Sie auf, machen Sie etwas Entspannendes, bis Sie sich wieder schläfrig fühlen und versuchen Sie dann, wieder ins Bett zu gehen. Manchmal verbringen Menschen krampfhaft zu viel Zeit im Bett, weil sie das Gefühl haben, dass sie mindestens acht Stunden Schlaf brauchen.

Tatsächlich gibt es große Unterschiede im Schlafbedürfnis bei den Menschen. Es kann sehr gut sein, dass Sie weniger Schlaf und weniger Zeit im Bett benötigen als gedacht. Diese Vorstellung wollen viele Menschen nicht wahrhaben. Das Schlaftagebuch auf der folgenden Seite hilft Ihnen dabei, Ihren Fortschritt zu verfolgen.

Das 4-Wochen-Programm bei Menschen die zu früh erwachen und nicht wieder einschlafen können

Die SQ-Maßnahme macht Sinn, wenn Sie diese regelmäßig anwenden. Sie bildet auch die Basis des 4-Wochen-Programms, das Ihnen helfen soll Ihren Schlaf zu verbessern. Dies wird in Kapitel 8 ab Seite 101 beschrieben. Erwarten Sie keine perfekten Ergebnisse von Anfang an. Sie werden sich allmählich verbessern, wenn Sie Ihre Umgebung, Ihre Ernährung und Ihr Verhalten ändern. Ihre Bemühungen werden mit einer verbesserten Schlafqualität und -dauer belohnt.

Schlaftagebuch - Typ-III – Terminale Insomnie
„Ich wache zu früh auf und kann nicht mehr einschlafen."

	1	2	Tag 3	4	5	6	7
1. Gestern habe ich kurz von ___ bis ___ Uhr geschlafen (Alle Schlafenszeiten notieren)							
2. Gestern habe ich __ Messlöffel Zenbev genommen (á 10 g)							
3. Gestern Abend bin ich um ____ Uhr ins Bett gegangen und habe ____ Uhr das Licht gelöscht							
4. Nach dem Lichtausschalten bin ich nach ___ Min. eingeschlafen							
5. Heute Morgen bin ich um ___ Uhr aufgewacht							
6. Heute Morgen bin ich um ___ Uhr aus dem Bett (spezifische Zeit)							
7. Mein Schlafquotient war ___							
8. Als ich aufgestanden bin, fühlte ich mich ___ (1 = erschlagen 2 = ok 3 = ausgeschlafen)							
9. Insgesamt war mein Schlaf letzte Nacht ___ (1 = unruhig 2 = gut 3 = tief)							

Energiequelle Schlaf

„Es lohnt sich, für eine ungestörte Nachtruhe viel zu investieren. Wer gesund bleiben und vorzeitigen Alterungsprozessen vorbeugen will, muss dem Organismus genug Zeit einräumen, damit er sich regenerieren und entstandene Schäden wieder ausgleichen kann.

Ausreichender Schlaf wirkt außerdem bei Zivilisationskrankheiten wie Übergewicht und Bluthochdruck vorbeugend. Er stärkt das Immunsystem, indem er die Bildung von Antikörpern fördert und die Blutzuckerregulation verbessert. Insgesamt steigt mit ausreichend gutem Schlaf die körperliche Abwehrbereitschaft sowie die Fähigkeit, sich seiner Haut auch im übertragenen Sinn zu wehren. Bei Schlafentzug wird der Organismus sogleich anfällig für Infektionen. Da der Schlafentzug alle möglichen Entgleisungen des Stoffwechsels, die an Diabetes erinnern, nach sich zieht, ist zudem davon auszugehen, dass ausreichender Schlaf auf all diese Fließgleichgewichte einen stabilisierenden Effekt hat. Außerdem treten bei Schlafentzug Sehstörungen auf, was daraus schließen lässt, dass sich schlafend auch die Augen erholen und wir genügend Schlaf brauchen, wenn wir den Durchblick bewahren möchten.

Eigentlich wussten Menschen wohl immer, wie heilsam Schlaf ist. Im Schlaf wird am wenigsten Energie benötigt; somit steht genügend Kraft für Regenerationsprozesse zur Verfügung. Auch wird im Schlaf unter anderem ein Anstieg von Interleukinen, das sind von Zellen gebildete Kommunikationsproteine, beobachtet. Sie nehmen nachts im Schlaf vermehrt den Kampf mit Erregern auf. Dies ist einer der Gründe für den heute üblichen Einsatz von Heilschlaf, für das künstliche Koma.

Der Schlaf als natürlicher Mittler zwischen der Aktivität des vergangenen und der des kommenden Tages kann darüber hinaus helfen, die eigene Mitte wiederzufinden. Schlaf ist auch aus schulmedizinischer Sicht der einfachste und wirkungsvollste Ausgleichsfaktor für einen aus der Balance geratenen Menschen. Guter Schlaf ist in diesem Sinne eine ausgezeichnete Basis für Neuanfänge. Aus der Frische regenerierter Kraft gelangen wir zu einem Zustand, in dem man sich selbst und der Welt schon am Morgen gewogen ist."

Dr. med. Rüdiger Dahlke

Guter Schlaf in 4 Wochen

Bisher haben Sie Ihren individuellen Schlaftyp als Typ I, Typ II oder Typ III identifiziert. Sie haben die Umwelt-, Ernährungs- und Verhaltensstrategien kennengelernt, die für Ihr Schlafproblem charakteristisch sind. Sie haben damit begonnen, Ihren Schlafquotienten zu messen und die Faktoren zu verstehen, die zur Maximierung Ihres Schlafpotentials beitragen.

Sie sind jetzt bereit, dieses Lernen über einen gewissen Zeitraum in die Praxis umzusetzen. Denken Sie daran, nichts passiert über Nacht. Verpflichten Sie sich selbst alles zu tun, was benötigt wird, um Ihren Schlaf zu verbessern. Nehmen Sie sich Zeit dafür. Das Programm basiert auf der Anwendung dessen, was Sie aus diesem Buch gelernt haben.

Jede Woche baut auf der Arbeit der vergangenen Woche auf. Langsam aber sicher werden Sie Ergebnisse sehen, die sich in Ihrem verbesserten Schlafquotienten widerspiegeln werden. Außerdem werden Sie sich tagsüber ausgeruhter und leistungsfähiger fühlen.

Wenn Sie einen Rückschlag haben, fahren Sie einfach mit dem Programm fort und fügen Sie dem Prozess eine weitere Woche hinzu. Wenn es einen bestimmten Bereich gibt, den Sie schwieriger empfinden als andere, nehmen Sie sich für diesen Bereich zwei Wochen Zeit, um die Hindernisse zu lösen. Ihr Fleiß wird sich auszahlen. Sie werden mit besserem, erholsamerem Schlaf belohnt. Natürlich ist es etwas aufwendig, neue Gewohnheiten zu pflegen und alte loszulassen, aber Sie werden stolz auf Ihre eigene Leistung sein.

Woche 1: Konzentrieren Sie sich auf Ihre Umgebung

Es ist wichtig, so früh wie möglich positive Assoziationen mit Ihrer Schlafzimmerumgebung und dem Schlaf zu verbinden. Entfernen Sie alle Ablenkungen, wie zuvor beschrieben, aus Ihrem Bettbereich (beispielsweise Computer, Fernseher, Bücher, Arbeitsutensilien). Zugleich sollten Sie positive Veränderungen im Schlafzimmer vornehmen, um ein gemütliches Nest zu schaffen.

Wenn es schon eine Weile her ist, dass Sie Ihre Matratze ersetzt haben, ist es jetzt an der Zeit, eine gute, bequeme Matratze zu kaufen. Ebenso sollten Kissen und Bettwäsche beruhigend, einladend und bequem sein. Es kostet ein paar Euro zusätzlich, aber wenn Sie damit Ihren Schlaf verbessern, ist es diese Investition wert.

Licht und Lärm müssen ebenfalls kontrolliert werden. In den meisten städtischen Umgebungen ist es fast unmöglich, frei von Umgebungslicht zu sein. Investieren Sie in gute Rollläden oder Verdunklungsjalousien für Ihr Fenster, um das Licht von außen abzuschirmen, sodass Ihr Zimmer völlig dunkel ist. Auch der Lärm muss - wenn möglich - reguliert werden. Oder Sie verwenden Ohrstöpsel, um den Lärm abzustellen, den Sie nicht kontrollieren können. Schalten Sie nachts die Sicherung vom Schlafzimmer und den WLAN-Router aus.

Verfolgen Sie Ihren Fortschritt anhand dieses Diagramms:

Woche 1	Tag 1	Tag 2	Tag 3	Tag 4	Tag 5	Tag 6	Tag 7
Bettzeit							
Zeit des Erwachens							
SQ							

Sehen Sie sich Ihren spezifischen Schlaftyp an, um den Schlafquotienten in Kapitel 7 ab Seite 79 zu überprüfen. Am Ende dieser Woche sollten Sie Ihren SQ spielend berechnen können. Sie sollten feststellen, dass Ihr SQ-Wert steigt, wenn Sie sich auf die Veränderung Ihrer Schlafumgebung konzentrieren. Stellen Sie sicher, dass diese so angenehm wie möglich und frei von Ablenkungen ist. Wenn Sie nur eine geringe Verbesserung des Schlafes bemerkt haben, seien Sie geduldig. Diese Maßnahmen werden Zeit brauchen. Aber denken Sie daran, Sie legen neue, positivere Gewohnheiten fest, die die alten ersetzen. Anstatt das Negative zu verstärken, konzentrieren Sie sich auf die positive Veränderung, für die Sie die Grundlage schaffen.

Hier ist eine Beispieltabelle:

Woche 1	Tag 1	Tag 2	Tag 3	Tag 4	Tag 5	Tag 6	Tag 7
Bettzeit	23:15	23:30	23:25	22:30	23:00	0:15	23:30
Zeit des Erwachens	5:30	4:00	6:15	6:30	6:00	8:15	6:30
SQ	2	2	3	3	3	4	4

Wie Sie an diesem Beispiel sehen können, gibt es Raum für Verbesserungen. Beachten Sie, dass die SQ-Zahlen ziemlich niedrig sind. Geben Sie sich die Zeit, diese Veränderungen vorzunehmen und erwarten Sie kein Wunder über Nacht. Passen Sie Ihre Umgebung in Ihrem eigenen Tempo an. Einige Änderungen sind einfach, andere erfordern mehr Organisation und Geduld. Wichtig ist der Fortschritt. Solange Sie sich Ihren Zielen nähern, machen Sie Schritte in die richtige Richtung.

Beachten Sie auch, dass die Schlafens- und Aufstehzeiten in diesem Beispiel ein wenig chaotisch sind. Schlafprobleme neigen dazu sich so anzufühlen, aber es ist wichtig, sich daran zu erinnern, dass positive Veränderungen definitiv erreichbar sind. Legen Sie in dieser ersten Woche die Grundlage für ein Leben mit verbessertem Schlaf.

Woche 2: Konzentrieren Sie sich auf Ihre Ernährung

Einer der schwierigsten Aspekte unseres Lebensstils ist die Veränderung von Ernährungsgewohnheiten. Es ist wichtig sich daran zu erinnern, dass dieses Schlafprogramm nicht für Sie entwickelt wurde, um Gewicht zu verlieren oder auf Ihre Lieblingsspeisen zu verzichten. Es ist einfach eine Frage des Timings.

Nehmen Sie diese Änderungen für die Dauer des 4 Wochen-Programms vor und Sie werden feststellen, dass sich ihr Schlaf verbessert - unabhängig davon, welche Art von Schlafproblem Sie haben. Nach den 4 Wochen, wenn Sie sich von ihren alten Mustern gelöst haben, können Sie Ihren normalen Lebensstil wieder aufnehmen, solange er keine negativen Schlafmuster erzeugt.

Die Anwendung dieser Ernährungsstrategien ist einfach: Es erfordert nur eine Änderung in der Planung, wann Sie was essen. Während der zweiten Woche verschieben Sie Ihre Proteine auf das Frühstück und Mittagessen. Proteinreich sind in erster Linie: Fleisch, Fisch, Geflügel, Bohnen und Milchprodukte.

Nehmen Sie Kohlenhydrate zum Abendessen zu sich und heben Sie Ihr Dessert für einen Gute-Nacht-Snack auf. Es kann einige Tage dauern, bis Sie sich an diese Änderung gewöhnt haben. Doch glauben Sie mir, dass dies nur vorübergehend ist und es eine vergleichbar geringe Unannehmlichkeit im Verhältnis zu den potenziellen Gewinnen darstellt.

Proteinreiche Lebensmittel:
- Fleisch (Rind, Schwein, Lamm)
- Fisch (Lachs, Forelle, Zander etc.)
- Geflügel (Huhn, Truthahn)
- Eier
- Hülsenfrüchte (Bohnen, Linsen, Kichererbsen)
- Nüsse (Erdnüsse, Haselnüsse, Cashewkerne, Walnüsse etc.)
- Milchprodukte (Milch, Joghurt, Käse)

Hochglykämische Kohlenhydrate:
- Weiß- oder Vollkornbrot
- Getreide, Cracker
- Reis, Mais, Couscous
- Pasta
- Kekse (Schokolade vermeiden)
- Kartoffeln, Pommes Frites, Karotten, Süßkartoffeln

Obst zählt, obwohl viel Fruktose enthalten ist, zu den niedrig glykämischen Kohlenhydraten. Essen Sie so viel Obst wie Sie wollen, aber es wird nicht dabei helfen das Insulin so zu erhöhen, damit das Tryptophan ins Gehirn gelangt. Sie können jedoch einen Trick anwenden: Fügen Sie ein weiteres Kohlenhydrat zum Obst hinzu. Ein Stück Erdbeerkuchen ist in diesem Fall besser, als die Früchte pur zu essen. Natürlich können Sie alternativ vor dem Schlafen auch einfach eine Portion Zenbev nehmen, um den Tryptophanspiegel im Gehirn zu verbessern.

Hier sind einige Beispiele für Menüs, um die Proteine auf eine frühere Tageszeit zu verschieben und den Tag mit einem hoch glykämischen Kohlenhydrat zu beenden. Dies sind nur Vorschläge. Nutzen Sie Ihre Kreativität und Ihren individuellen Geschmack, um Menüs nach Ihrem Gusto zu kreieren.

Frühstück
Rührei mit Speck
Steak und Eier
Räucherlachs und Frischkäse mit Vollkornbrot
Käse-Omelett
Joghurt und Haferflocken

Mittagessen
Gebackene Bohnen
Quiche
Fisch mit Kartoffeln
Hüttenkäse mit Früchten
Linsensuppe mit Schinkensandwich
Caesar-Salat mit Geflügel

Abendessen
Ofenkartoffel (ohne Butter) und Gemüse der Saison
Pasta mit Gemüse Ihrer Wahl (kein Käse)
Gegrilltes Gemüsesandwich
Vegetarische Pizza (dünner Teig)
Pfannen-Gemüse mit Reis
Vollkornbrot mit Fruchtsalat
Waffeln

Gute-Nacht-Snack
Haferflocken
Stück Kuchen
Kekse
Muffin
Salzstangen
Fruchtsaft
Honig oder Marmelade auf Toast

Wie Sie sehen können, ist unsere Ernährung oft genau umgekehrt. Wir essen abends zu viel Eiweiß und auf das „Betthupferl" wird komplett verzichtet. Sie benötigen aber die Zufuhr der richtigen Nährstoffe, um einen erholsamen

Schlaf zu fördern. Denken Sie einfach daran, das Frühstück mit dem Abendessen auszutauschen und den Tag mit einem süßen Leckerbissen zu beenden. Um es einfacher zu machen, schließen Sie Ihre Familie in diese vorübergehenden Änderungen ein. Für Sie wird es auch eine Pause von dem Gewohnten sein.

Beobachten Sie Ihren Fortschritt mit dieser Tabelle:

Woche 2	Tag 8	Tag 9	Tag 10	Tag 11	Tag 12	Tag 13	Tag 14
Bettzeit							
Zeit des Erwachens							
SQ							

Inzwischen können Sie wahrscheinlich Ihren SQ aus dem Gedächtnis berechnen. Wenn Sie Ihre Umgebung angepasst und die vorgeschlagenen vorübergehenden Ernährungsumstellungen übernommen haben, sollten Sie erneut feststellen, dass Ihr SQ-Wert steigt. Nehmen Sie sich diese Woche Zeit, um an Ihren individuellen Menüs zu arbeiten und sich mit der Verschiebung Ihrer Protein- und Kohlenhydrataufnahme vertraut zu machen.

Woche 3: Konzentrieren Sie sich auf Ihr Verhalten

Jetzt kommt der schwierigste Teil. Wenn es Ihnen gelingt, Ihr Verhalten zu ändern, werden Sie Ihre Schlafprobleme nicht nur jetzt, sondern auch für die kommenden Jahre im Griff haben. Eine ausgezeichnete Studie von Dr. Charles Morin hat gezeigt, dass Verhaltensänderungen in den ersten acht Wochen und dann jahrelang funktionieren. In der Mitte dieses 4 Wochen-Schlafprogramms sind Sie bereit, diesen wichtigen Schritt zu tun.

Sie haben daran gearbeitet, Ihre Umgebung und Ernährung zu ändern, um Ihr Schlafproblem in den Griff zu bekommen. Sie sind jetzt sehr geschickt bei der Berechnung Ihres SQs. Nehmen Sie sich einen Moment Zeit, um das Kapitel zu Ihrem bestimmten Schlaftyp zu lesen und konzentrieren Sie sich auf den Abschnitt über Denkmuster und Verhalten. Die Tiefe Ihres Schlafes steigt signifikant wenn Sie die Tipps zum richtigen Schlaf-Verhalten beherzigen. Vor allem sollten Sie sich keine Sorgen über den Schlaf machen, nach dem Motto: „Ich kann es nicht fassen, dass ich immer noch wach bin." Viele

Leute die nachts grübeln, erzählen, dass das Problemwälzen nachts stärker wird. Es ist sehr unproduktiv, sich nachts Gedanken über Dinge zu machen, die Sie vom Bett aus nicht kontrollieren können. Entspannen Sie sich, fokussieren Sie sich auf Dinge, die Sie kontrollieren können und arbeiten Sie dahingehend Ihre Schlaferfahrung zu verbessern.

Woche 3	Tag 15	Tag 16	Tag 17	Tag 18	Tag 19	Tag 20	Tag 21
Bettzeit							
Einschlafzeit							
Zeit des Erwachens							
Aufstehzeit							
SQ							

Woche 4: Alle Faktoren, die den Schlaf verbessern beachten

In der 4. Woche werden Sie beginnen die Früchte Ihrer Bemühungen zu ernten. Sie haben Ihr Umfeld und Ihre Ernährung verändert und die erforderlichen Verhaltensweisen vertieft, die benötigt werden, um zu einem lebenslangen, erfrischenden Schlaf beizutragen. Manche Menschen können solche Veränderungen relativ schnell vornehmen, während andere mehr Zeit benötigen. Ihre Schlafprobleme sind so individuell wie Sie. Deshalb müssen Sie die Dinge wählen, die für Sie am besten funktionieren.

Dokumentieren Sie in der unteren Tabelle Ihren SQ für eine weitere Woche. Sollten Sie mehr Zeit brauchen, machen Sie mit Woche 5 weiter.

Woche 4	Tag 22	Tag 23	Tag 24	Tag 25	Tag 26	Tag 27	Tag 28
Bettzeit							
Einschlafzeit							
Zeit des Erwachens							
Aufstehzeit							
SQ							

Herzlichen Glückwunsch!

Wenn Sie dieses Programm abgeschlossen haben, sollten Sie zunächst bemerken, dass Sie sich besser fühlen. Ein erhöhter Schlafquotient (SQ) wird dazu beitragen, insgesamt eine bessere Schlafqualität und -dauer zu haben, was zu einer Erhaltung der natürlichen Schlafphasen und einer gesunden Erholung führt. Schauen Sie sich die Zahlen zu Beginn und am Ende des Programms an und vergleichen Sie diese. Sie werden sehen, indem Sie die einfachen Prinzipien zur Veränderung Ihres Lebensstils bei Umgebung, Ernährung und Verhalten umsetzen, haben Sie im Alleingang Ihr Leben verändert.

Nun, da die Grundlagen vorhanden sind, damit Sie nicht zurück in alte Gewohnheiten verfallen, können Sie Ihr strenges Ernährungsprogramm wieder etwas mehr normalisieren. Achten Sie aber weiterhin auf Ihren SQ, um sicherzustellen, dass Sie gute Zahlen aufrechterhalten. Bleiben Sie achtsam, wie Ihre Ernährung sich auf Ihren Schlaf auswirkt und passen Sie sie entsprechend an, wenn Sie bemerken, dass Sie in alte Schlafmuster zurückkehren. Versuchen Sie nicht, zu negativen Gewohnheiten zurückzukehren. Lesen Sie die Strategien von Zeit zu Zeit, um sich an die besonderen Bereiche, die Sie als herausfordernd empfinden, zu erinnern. Sie werden Ihre Erfolge im direkten Zusammenhang mit der Stärkung der positiven Gedanken und Handlungen behalten.

Dies mag eine Menge auf einmal sein. Aber das Buch ist so gestaltet, dass es immer wieder gelesen werden kann, wenn Sie Erinnerungen benötigen. Ich würde Ihnen gern sagen, dass Ihr Schlafproblem über Nacht geheilt werden kann. Vielleicht eines Tages. In der Zwischenzeit behandeln Sie Ihr Schlafproblem, wie Sie ein Gewichtsproblem angehen würden. Intuitiv wissen wir alle, dass das Auslassen eines Desserts an einem Tag, nicht zu Gewichtsverlust führen wird. Wie beim Abnehmen muss der allgemeine Lebensstil verändert werden, bevor greifbare Resultate zu sehen sind.

Ich weiß, dass Sie die Dauer und die Qualität Ihres Schlafes verbessern können und dass dies einen großen Unterschied in Ihrem Befinden und Ihrer Gesundheit ausmachen wird. Verwenden Sie auch die nächsten 4 Wochen, um positive Muster für einen gesunden Schlaf zu schaffen. Ich bin mir sicher, dass Sie diese Strategien perfektionieren können. Tage, an denen es schwer war das Ernährungsprogramm einzuhalten, kompensieren Sie mit der abendlichen Einnahme von Zenbev. Auch an stressvollen Tagen ist dies eine sinnvolle Maßnahme. Das Ergebnis werden verbesserte Nächte und produktivere Tage sein.

Ich ermutige Sie, die Herausforderung zu einem erholsamen Schlaf und der daraus folgenden Lebensverbesserung anzunehmen. Verpflichten Sie sich, setzen Sie sich Ziele und folgen den Vorschlägen in diesem Buch. Ich garantiere Ihnen: Sie werden glücklich und zufrieden sein.

*„Dass wir nicht noch kränker und verrückter sind, als es ohnehin der Fall sit, verdanken wir ausschließlich jener gesegneten und segensreichsten aller natürlichen Gaben –
dem Schlaf."*

Aldous Huxley

Ausblick

Sich gut fühlen Tag & Nacht

Technologische Errungenschaften haben unser Leben in den vergangenen 100 Jahren enorm verändert. Nur wenige von uns können sich vorstellen, wie unser Leben wäre, ohne relativ preiswerten und reichlich vorhandenen Strom, schnelle Transport-Optionen oder Kommunikationsgeräte. Mit der relativ neuen Errungenschaft des Computers zu Hause, können wir komfortabel von zu Hause aus arbeiten - bis spät in die Nacht, wenn wir wollen. Wir tun mehr, da wir oft aus den Augen verlieren, dass es wirklich Grenzen für uns gibt und wir setzen uns unter Druck, um Sie zu erreichen.

Während unser Gehirn in der Lage ist große Gedanken zu erschaffen und danach zu handeln, hat es sich einfach nicht physiologisch an diese schnelle Verschiebung in den Prioritäten und dem Lebensstil angepasst. Es dauert 1000 Jahre und unzählige Generationen damit unser Gehirn sich an Veränderungen gewöhnt. Es ist nicht möglich, dass sich unsere Hirnfunktion über zwei oder drei Generationen hinweg in Bezug auf den Tagesrhythmus, die Anpassung an den Stress und das Schlafverhalten entwickelt. Dennoch bringen wir unseren Körper dazu, mehr statt weniger zu tun.

Viele von uns zahlen einen hohen Preis für diesen Mangel zwischen dem, was unser Körper und Gehirn fähig sind zu tun und was von Ihnen gefordert wird. Dies schafft ein erhebliches Ungleichgewicht. Wir erleben diese Belastung in Bezug auf schlechten Schlaf und einer nachträglich reduzierten Lebensqualität. Es ist Zeit, dieses Gleichgewicht zurechtzurücken.

Wir hoffen, dass dieses Buch Ihnen geholfen hat, einen Schritt zurück zu machen und Ihr Leben in einem ganz neuen Licht zu sehen. Die Strategien sind nicht dramatisch, aber ihre Auswirkungen können dramatisch sein. Nehmen Sie die Kontrolle über Ihren Schlaf in die Hand und Sie werden sich am Tag und in der Nacht gut fühlen.

Literatur

Fernstrom, J.D., and Faller, D.V. (1978): Neutral amino acids in the brain: changes in response to food ingestion. Journal of Neurochemistry, 30(6):1531-8.

Foster-Powell, K., and Brand Miller, J. (1995): International tables of glycemic index. The American Journal of Clinical Nutrition, 62:871S-93S.

Horvath, TL., Xia0-Bing G. (2005) Possible clues to obesity associated with insomnia. Cell Metabolism 1: 279-286

Hudson, C.J., Hudson S.P., Hecht T. and Mackenzie J. (2005): Protein source tryptophan versus pharmaceutical grade tryptophanas an efficacious treatment for chronic insomnia. Nutritional Neuroscience 8(2): 121-127

Jenkins, D.J.A., Thomas, D.M., et al. (1981): Glycemic index of foods: a physiological basis for carbohydrate exchange. The American Journal of Clinical Nutrition, 34:362-6.

Logan, A.C. (2006) The Brain Diet. Cumberland House Publishing, Nashville Tennessee.

Morin, C.M. (1996) Relief from Insomnia: Getting the Sleep of Your Dreams. Doubleday, New York.

Morin, C.M. (1993) Insomnia: Psychological Assessment and Management. The Guilford Press, New York

Ody, Penelope (2004) The Holistic Herbal Diary. The Ivy Press, East Sussex

Schernhammer ES., Laden F., Speizer F., Willet WC., Hunter DJ., Kawachi I., Colditz GA (2001) Rotating night shifts and risk of breast cancer in women participating in the nurses' health study. Journal of the National Cancer Institute 93: 1563-1568

Schernhammer ES., Laden F., Speizer F., Willet WC., Hunter DJ., Kawachi I., Fuchs CS., Colditz GA (2003) Night shift work and risk of colorectal cancer in the nurses' health study. Journal of the National Cancer Institute 95: 825-828

Wurtman, R.J., and Fernstrom, J.D. (1974): Control of brain serotonin by the diet. Advances in Biochemical Psychopharmacology, 11(0):133-42.

Wurtman, Judith J. and Suffes, Susan (1997) The Serotonin Solution. Ballantine Books, New York

Yerkes, RM and Dodson JD (1908) The relation of strength of stimulus to rapidity of habit formation. Journal of Comparative and Neurological Psychology18:459-482.

Young, S.N. (1986): The clinical psychopharmacology of tryptophan. In: Nutrition and the Brain, edited by R.J. Wurtman and J.J. Wurtman, pp. 49-88. Raven Press, New York.

Über die Autoren:

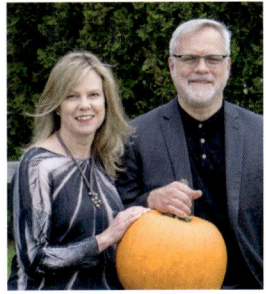

Dr. Craig Hudson studierte in Kanada an der Universität von Toronto und Waterloo. Er erhielt seinen M.D. (Doktortitel) 1988. Im Jahr 1993 wurde er Psychiater und erhielt den angesehenen Medical Research Council Clinician Science Award. 1996 wurde er Chef der Psychiatrie im Stratford General Hospital und war dort von 1999 bis 2002 auch Oberarzt.

Dr. Hudson forschte im Bereich Störungen des zentralen Nervensystems. Im Jahr 1997 gründete er zusammen mit seiner Frau Susan die Forschungsfirma Biosential. Er entwickelt dort wissenschaftliche Rezepturen für Lebensmittel, die die Wirksamkeit herkömmlicher Medikamente haben. Natürlich ohne Risiken und Nebenwirkungen. Zusätzlich zu seiner Forschungsarbeit hat Dr. Hudson eine klinische Praxis in Toronto, Kanada. Sein Spezialgebiet ist die erfolgreiche Behandlung von Schlafstörungen mit Methoden aus der Naturheilkunde.

Susan Hudson absolvierte ihr Studium der Sozialen Arbeit an der Universität Toronto im Jahr 1987. Sie hat klinische Erfahrung in der Palliativmedizin und der Begleitung von Menschen mit chronischen und lebensbedrohlichen Krankheiten.

In Indien war vor über 2000 Jahren ein legendäres Getränk bekannt. Soma, auch „der Trank der Unsterblichkeit" genannt. Dies lässt Rückschlüsse ziehen auf seine lebensverlängernde Wirkung.

Das Rezept für den Soma-Trank wurde in den alten indischen Schriften verschlüsselt wiedergegeben. Es war ein fermentiertes Getränk, reich an Enzymen.

Lesen Sie in diesem hochinteressanten Buch, wie der Soma-Trank wieder entdeckt wurde und wie er Ihre Gesundheit verbessern kann.

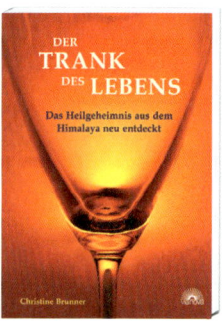

Christine Brunner   132 Seiten, ISBN 978-3-86616-196-2

Natürlich gesund werden und gesund bleiben.

Ein praktischer, anschaulich geschriebener und auch für den Laien gut verständlicher Leitfaden über die Vorteile und Anwendungsmöglichkeiten der Naturheilkunde mit vielen Tipps zur Gesundheitsvorsorge. Leser erfahren von Dr. med. Jürgen Freiherr von Rosen, seit mehr als 30 Jahren ein auf naturgemäße Ganzheitsmedizin spezialisierter Schulmediziner, Wissenswertes über die Entstehung, Behandlung und Vermeidung verschiedenster Krankheiten.

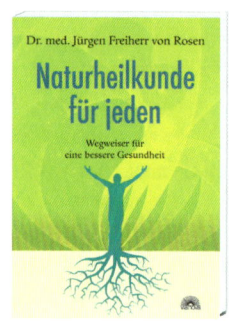

Dr. med. Jürgen Freiherr von Rosen   128 Seiten, ISBN 978-3-86616-166-5

Es gibt Situationen Lebens-Phasen, in denen wir unseren Mut und unsere Kraft erst wieder finden müssen, um dem Leben neu und freudvoll zu begegnen. Das Buch zeigt, wie erstaunlich einfach es sein kann, innere Hindernisse zu überwinden, sein eigenes Potential zu befreien und damit die Resilienz zu stärken. Ob Ängste, innere Blockaden, auch Lese- u. Rechtschreib-Blockaden, Schlafstörungen, körperliche Verspannungen - für fast jedes Problem gibt es eine passende „Stehaufmännchen-Methode". Sie sind von der Autorin in der Praxis erprobt und in diesem Buch genau beschrieben.

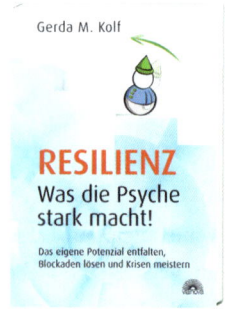

Gerda M. Kolf   144 Seiten, ISBN 978-3-86616-264-8

In diesem Buch erfahren Sie, wie Entgiftung und Entschlackung einfach, sicher und preiswert funktioniert. Dadurch verbessern Sie Ihre Gesundheit auf natürliche Weise. Herzstück dieses Buches ist eine seit über 80 Jahren bewährte Mischung aus acht speziellen Kräutern.

Gesundheitsbewusste Menschen werden durch dieses Buch ebenso angesprochen wie Kranke, Ärzte und Heilpraktiker.

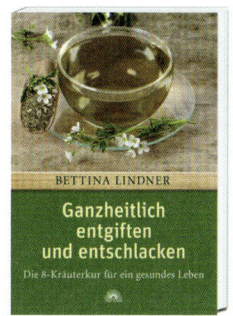

Bettina Lindner   144 Seiten, 3. Aufl., ISBN 978-3-86616-219-8

Die Heilkraft des Lichtes wird seit jeher von der Menschheit genutzt. Schon Hippokrates, der Urvater der Medizin, hat seinen Patienten Sonnenbäder empfohlen. Nahezu jede Krankheit bessert sich unter dem Einfluss von Licht. Dies liegt unter anderem auch an dem Sonnenvitamin D3.

Mit dem Nobelpreisträger Niels Finsen beginnt Ende des 19. Jahrhunderts die moderne Lichttherapie, Heute findet man in Naturheilpraxen und in der Schulmedizin eine vielzahl von Lichttherapie-Geräten wie Laser, UV-Licht oder Infrarotstrahler. Das vorliegende Werk wurde von mehreren Autoren geschrieben.

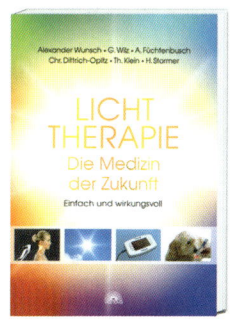

A. Wunsch, Ch. Dittrich-Opitz und andere   216 Seiten, ISBN 978-3-86616-371-3

Dieser wertvolle Ratgeber zeigt Ihnen, wie Sie Ihr Herz gesund erhalten. Er verbindet traditionelle Naturheilkunde mit dem neuesten Forschungsstand, erklärt kompetent und leicht verständlich ganzheitliche Verfahren in der Herztherapie.

Sie bekommen Tipps zur wirkungsvollen Selbsthilfe bei: Bluthochdruck, Arteriosklerose, Herzrhythmus-störungen, Venenleiden und Herzschwäche.

Ein wichtiger Ratgeber für Patienten, Therapeuten und Menschen, die gesund bleiben möchten.

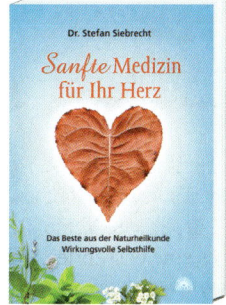

Dr. Stefan Siebrecht   200 Seiten, ISBN 978-3-86616-328-7

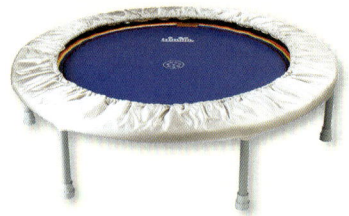
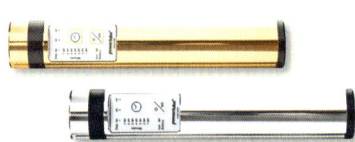
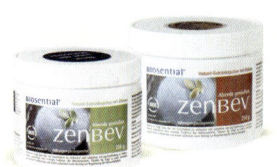
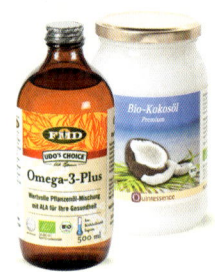
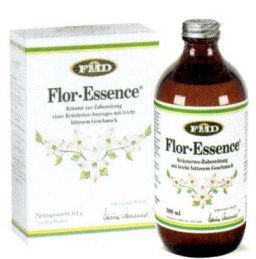
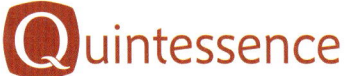